de la

FIBROMIALGIA

a la salud

mª àngels mestre

método mestre
para la superación de enfermedades crónicas

www.mangelsmestre.com

ÍNDICE

AGRADECIMIENTOS

Agradezco al Dr. Pol Dominique que me introdujo en el conocimiento de la filosofía Oriental (Yin-Yang) y de la alimentación macrobiótica, básica en la recuperación de la salud.

Y gracias a toda mi familia y amigos por aceptar mis cambios, que me han transformado en una nueva persona.

Palabras de médicos que han colaborado en mi camino

Es admirable el gran esfuerzo realizado por MªÀngels consiguiendo este resultado tan espectacular. Es un honor haberla ayudado en su curación.

Pol Dominique

Àngels nos introduce en un tema fascinante: "el sistema". El sistema es la forma en que vive una sociedad mayoritariamente; hay diferentes sistemas en las diferentes partes del mundo, todos enfocados hacia la manera en que tienen que vivir los hombres y mujeres de cara al exterior. El sistema re-marca a través de los medios de comunicación y la transmisión oral cómo se debe vivir, las cosas que deberían hacernos sentir bien, cómo debemos relacionarnos, qué debemos y qué no debemos pensar, introduciendo los sistemas de creencias que más le convienen en un momento determinado.

La salud también está ahí englobada. Hoy día nos hemos alejado tanto, sobre todo en Occidente, de lo natural y sus leyes, que se tiende a depender de los fármacos y aparatos para todo.

La salud es equilibrio y el equilibrio depende de muchos factores: alimentación, respiración, ejercicio y sobre todo autoconocimiento.

Es la mente la que crea distorsiones, quien hace que aparezca el sistema a través de identificaciones falsas.

Sanarnos es conocernos, re-conocernos como seres con un mundo interior, repletos de posibilidades por desarrollar, para vivir en contacto con la tierra y sus elementos, que nos ofrecen sus virtudes terapéuticas.

Sanar pasa por desaprender, desaprendernos, descondicionarnos, observar, observarnos, buscar, buscarnos. Aprender a pensar y sentirnos.

MªLuisa Jimeno Recarte

La fibromialgia (FM) es una enfermedad que cursa con dolor crónico generalizado de origen desconocido, asociada a numerosos síntomas. Su alta prevalencia en nuestra sociedad ha desencadenado un gran interés. Su tratamiento en la medicina clásica, alopática, es pobre en resultados y no carente de efectos secundarios.

MªÀngels Mestre en su primer libro "Hablemos de Fibromialgia" abrió una puerta hacia el tratamiento alternativo, holístico. Conociendo su firme carácter no se rindió frente a la enfermedad y buscó en el tratamiento no farmacológico su fuente de curación. Fue un largo recorrido de autoconocimiento personal, de cambio de estilo de vida y de alimentación, la inclusión de terapia bioenergética, etc.

Su contacto directo con personas afectadas de FM y Síndrome de Fatiga Crónica (SFC), a través de sus charlas y talleres, la llevaron a recoger el sugerimiento de este, su segundo libro, "De la fibromialgia a la salud". La autora describe lo que sería su particular punto de vista de modo paralelo a las directrices no farmacológicas, orientadas por Williams y Goldemberg (con evidencia científica fuerte), como: educación del paciente, autoconocimiento de la enfermedad, la necesaria actividad física, el beneficio de la relajación y del conocimiento del lenguaje corporal. MªÀngels Mestre, en los distintos capítulos del libro, da su original versión de todos estos puntos. De modo inédito, en un libro dedicado a la FM y SFC nos introduce a la "Alimentación y las Emociones".

Este es un libro que sin duda ayudará a todas las personas, tanto si padecen o no esta enfermedad, y a los médicos que la tratan desde su vertiente clásica y farmacológica.

Dr.Joan F. Mestre
Medicina Familiar y Comunitaria
6116jml@comb.es

La fibromialgia es una de esas alteraciones globales que "vibran" a la vez en nuestro "todo" energético, mental y físico. Por ello, el diagnóstico es siempre clínico; las pruebas salen negativas.

La forma en que MªÀngels aborda su camino hasta percibir la necesidad de modificar su estilo de vida, es la única manera de afrontar (no enfrentar) cualquier enfermedad crónica.

En el primer libro toma conciencia desde la experiencia de una persona que ha tenido la valentía de no creerse que la fibromialgia iba a condicionar su vida y, gracias a ella, ha encontrado su sendero. Como bien dice: "Yo soy la única responsable de este proceso".

En este segundo libro, concreta el camino a seguir desde la modificación del estilo de vida, partiendo del contacto con el "yo", el movimiento respiratorio y del cuerpo, el respeto a los ritmos biológicos y la alimentación.

Gracias por este libro, por tu sinceridad y tu testimonio.

MªLuisa Morales Marina
Médico

La medicina integrativa es una respuesta de futuro a los problemas de salud. No existen enfermedades sino enfermos y la respuesta es personalizada y activa, desde las terapéuticas más sencillas a las más complejas, como MªÀngels Mestre orientó su proceso de curación.

Enhorabuena por tu curación y por tu esfuerzo en darlo a conocer.

Dr. Rafael Torres Collado
Director de Master de Medicina Naturista, Acupuntura y Homeopatía de la Universidad de Valencia

PRÓLOGO

"No digas: es imposible. Di: no lo he hecho todavía". Este proverbio japonés desprende una brizna de lo que he podido aprender de MªÀngels Mestre. Su proceso de curación es un ejemplo de ello.

Con este libro "De la fibromialgia a la Salud" se completa el círculo iniciado con el primer libro "Hablemos de fibromialgia". Ambos son indisociables y complementarios. Sin embargo, "De la fibromialgia a la Salud" tiene una vertiente eminentemente práctica, pues fue elaborado para facilitar el seguimiento de los talleres que MªÀngels impartió durante algunos años. En ese período ya se fue fraguando el "Método Mestre", orientado a todas las personas con enfermedades crónicas que desean recuperar la Salud.

El concepto de Salud, a menudo se entiende como algo puramente físico, cuya curación pasa por una serie de tratamientos más o menos agresivos basados en medicación de síntesis, cirujía, y poco más. Sin embargo, la medicina alopática apenas tiene en cuenta al ser humano como un todo, en el que cada una de sus partes influye y se interrelaciona con las otras al unísono. "De la fibromialgia a la Salud" se estructura en tres grandes bloques, como las tres fuerzas de la vida: pensar, sentir y actuar. Cada una de ellas no está disociada de la otra, sino que configuran un único conjunto. En la primera, Mente -Autoconocimiento, se revela un cambio de paradigma fundamental para las personas enfermas, ya que resulta esencial abandonar la actitud habitual del enfermo, la actitud de alguien que espera un médico, una medicación o un milagro para curarse. La Salud y la curación están en manos de cada uno de nosotros, la "acción", la praxis de las pautas y herramientas que se narran en el libro, son la luz en el camino que nos guiarán, pero somos nosotros quienes tenemos que recorrer el sendero.

En el segundo apartado, Corazón-Meditación se pone de manifiesto la importancia de la respiración, la relajación, la meditación y la visualización en el proceso de curación. Estudios recientes han constatado el gran poder de estas técnicas en el ámbito de la Salud.

Por último, en el apartado Acción-Cambios. Alimentación, se desarrolla uno de los elementos más remarcables del proceso curativo, el cambio de alimentación. Tal y como señalaba Hipócrates en el s. V a.C "Que tu alimento sea tu medicina y que tu medicina sea tu alimento". Actualmente la mayoría de alimentos que se consumen están completamente desnaturalizados. En la agricultura se cultiva empleando gran cantidad de pesticidas, fungicidas y sustancias altamente tóxicas; al ganado se le inyecta elevadas dosis de medicamentos que acaban en las personas que los ingieren. Pero eso no es todo, el ritmo de vida parece exigir inmediatez, de modo que gran parte de la población se alimenta de productos precocinados, congelados, refrescos, bollería industrial, y un larguísimo etcétera. La consecuencia que se deriva de todo ello es el escandaloso aumento de todo tipo de patologías, entre ellas algunas tan habituales y conocidas como el colesterol, la diabetes y la hipertensión. Estamos tan acostumbrados a ellas que las consideramos "normales" cuando en realidad son un reflejo de que algo no va bien.

Sin entrar en las causas de la fibromialgia y el síndrome de fatiga crónica (s.f.c), pues MªÀngels Mestre desarrolla ampliamente este aspecto en sus libros, sí insistir en la enorme importancia de un cambio de alimentación en las personas que padecen estas enfermedades. Algunos encontrarán este cambio extremadamente arduo al principio, sin embargo, a medida que vayan mejorando, que se vayan sintiendo y encontrando cada vez con más energía, con menos dolor, con menos síntomas, el camino se irá allanando.

En este camino hacia la Salud no es necesario dirigirse a múltiples terapeutas ni hacer costosos tratamientos. En este camino lo importante es querer y estar dispuesto a cambiar, y trabajar cada día en ello, con esfuerzo, con mucha paciencia y con perseverancia.

Finalmente, deseo agradecer a MªÀngels Mestre su inmensa labor, su enorme capacidad al no rendirse ante un diagnóstico, y sobre todo su gran calidad humana.

Carmen Marques Bellosta
Dietista y Naturópata

INTRODUCCIÓN

El ser humano tiene un gran potencial que desconoce. El potencial es interno, se encuentra en nuestro corazón. El corazón es como el ojo del huracán, a su alrededor hay el caos, pero en él hay paz y armonía. Todos tenemos un maestro interno, un guía interno y un médico interno. Esto no significa que no necesitemos ayuda externa pero cuidado, ya que si entregamos el poder a los demás, nos podemos encontrar con un dictador que nos corte las alas hacia la posibilidad de curación. Los límites de este gran potencial están en nuestras creencias, en nuestro miedo y en nuestros prejuicios. Dentro de este potencial está la capacidad de autogestionar su enfermedad y alcanzar la salud, cuando esto es su voluntad, tiene la información necesaria y está dispuesta a hacer cambios.

La finalidad de este libro es explicar el **método mestre** para pasar de la enfermedad a la salud (para más información: http://www.mangelsmestre.com/metodo.php)

Este método no tan sólo abarca una apertura en el pensamiento, como normalmente ocurre en otros, sino que también se introduce en una nueva manera de sentir, gestionando las emociones y una nueva manera de actuar, cambiando los hábitos. Todo ello frente al binomio: "enfermedad-salud".

En el año 2005 inicié este procedimiento para ayudar a las personas que padecen fibromialgia y s.f.c., mediante charlas, conferencias, talleres, artículos, entrevistas (radio, tv, revistas, periódicos) consultas por medio de e-mails, teléfono o personalmente y, me di cuenta, al cabo de un tiempo, que enfermos con otras patologías también recuperaban la salud a través de mi método.

Debido a esta constatación, este libro va dirigido a las personas enfermas de fibromialgia u otra enfermedad crónica, con voluntad de recuperar la salud, así como a todas aquellas que considerándose "sanas" quieren mejorar su calidad de vida. Espero que os sea de utilidad para recorrer el camino que va de la enfermedad a la salud.

He dividido este libro en tres temas que son: autoconocimiento (**MENTE**) – meditación (**CORAZÓN**) – alimentación (**ACCIÓN**).

Las tres partes son las tres fuerzas que sostienen la vida: pensar, sentir y actuar, que dicho con palabras más concretas las llamaremos **MENTE**, **CORAZÓN** y **ACCIÓN**. En estas páginas buscaremos el equilibrio entre estas tres fuerzas, ya que ninguna de ellas puede sobresalir respecto a las demás. La armonía entre ellas y su conexión nos llevará a la salud y felicidad que tanto deseamos.

1-La mente busca la información: AUTOCONOCIMIENTO

2-El corazón busca la comprensión: MEDITACIÓN

3-La acción busca los hechos concretos: CAMBIOS

Estas tres fuerzas nos llevarán a una gran transformación de la manera de pensar, sentir y actuar para evolucionar y podernos adaptar a la época de cambio que nos toca vivir. Esta es la vida de las personas sanas y libres.

MENTE

A través de la mente podemos elaborar conceptos, ideas, conclusiones, relacionar, hacernos preguntas, formar opiniones…

La mente está programada en la comparación, reconocemos las cosas por comparación. Tenemos una serie de arquetipos archivados en nuestra memoria, y cuando nos llega una impresión, buscamos en la memoria los arquetipos para reconocerla, siempre comparando. En la primera parte de este libro damos la información que a través de la mente podemos entender, pero nunca llegaremos a comprender. La comprensión es la capacidad consciente de darse cuenta, y está relacionada con el corazón, a través del vehículo emocional.

CORAZÓN

El corazón necesita de la información de la mente que junto con la meditación nos lleva al auto-conocimiento. Hemos de ser capaces de unir, de forma equilibrada, la mente con el corazón.   Sentir con la mente y pensar con el corazón. En el corazón hay la luz, la comprensión, la intuición, pero lo más importante es saber que **la Conciencia** se asienta en el corazón.

El corazón no razona ni compara, solo define la impresión por su aspecto agradable o desagradable, por su color, por su sabor... Está programado en el "me gusta... no me gusta".

La Conciencia es el eje que nos da la verticalidad entre la mente, el corazón y la acción, es el hilo conductor de nuestros vehículos internos. Es inmutable, es, ha sido y será. Es eterna pero evoluciona con las experiencias vividas y comprendidas.

La conciencia tiene la capacidad de reconocer y auto-reconocerse. Ella es portadora de luz, la luz que permite llegar a la comprensión de las circunstancias particulares que nos toca vivir.

Para poder autoconocernos primero tendremos que observarnos y, para ello, hemos de despertar la conciencia que está dormida, ya que es la única capaz de reconocer la verdad.

La inteligencia del sufrimiento es la que nos hace tomar conciencia de nuestra condición, es la que nos formula las preguntas. La conciencia y sus respuestas nos irán dando la autoconciencia y el autoconocimiento.

Cuando yo, no quiero seguir siendo lo que soy, entonces puedo cambiar. Y el cambio solo es posible mediante la comprensión.

Si el dolor y el sufrimiento despertaran conciencia, estaríamos todos despiertos. El dolor y el sufrimiento, cuando no son comprendidos, no despiertan, hacen lo opuesto, adormecen más.

La mayor parte de la humanidad está profundamente dormida, en franca involución, pero actualmente se están dando los cambios necesarios para propiciar este despertar que tanto necesitamos.

ACCIÓN

Lo que previamente hayamos pensado y sentido lo llevaremos a la acción. Esta acción nos lleva a actuar, para eliminar las causas de la enfermedad, y hacer los cambios necesarios para alcanzar la salud.

Para trabajar con la mente, el corazón y la acción, necesitaremos de la energía que nos dará el vehículo etérico. Esta energía tiene diferentes fuentes, una de ellas es la alimentación.

Si queremos sanar, hemos de estar dispuestos para los cambios, y uno de los que más nos puede ayudar es el cambio de alimentación.

La alimentación más relacionada con la energía es la macrobiótica, ya que se basa en alimentos biológicos de la tierra y alimentos del mar, fuentes de vida. Entre el primer grupo destacaremos los cereales integrales, verduras, legumbres, semillas y fermentos (todos ellos sin químicos). Entre el segundo grupo destacaremos las algas y el pescado.

El cambio de alimentación se desarrolla en la tercera parte del libro. Es una de las acciones más importantes en el proceso de sanación.

Otros cambios que estudiaremos son:
1- cambio de actitud
2- cambio de estilo de vida
3- cambio de estructura psicológica
4- cambio de relación con el entorno
5- cambio de hábitos
6- cambio espiritual

Así pues alinearemos la mente, el corazón y la acción para formar la unidad. Esta unidad es la fuerza necesaria para trabajar en un objetivo de vital importancia, como es reencontrar la harmonía y equilibrio perdidos.

Quiero llegar a las personas que previamente hayan hecho un acto de poder: **QUIERO CURARME**.

Esta es la voluntad de este libro. Darles la información para que puedan AUTOGESTIONAR su salud.

Al final del libro se incluye un glosario para definir los conceptos.

HACIA LA SUPERACIÓN DE LA FIBROMIALGIA Y S.F.C

La finalidad de este libro es dar todas las herramientas que yo he utilizado para superar la fibromialgia y el s.f.c. En él, muestro mi camino de superación hasta llegar a la salud.

Desde mi experiencia vivida y comprendida, quiero comunicar a todos los afectados de fibromialgia y s.f.c. que esta enfermedad se puede superar.

No he sido la primera, ni seré la última. Tú puedes ser la siguiente

La medicina más antigua de la humanidad, la Ayurveda, ya dice que la persona tiene la capacidad de auto-curarse. Esto no quiere decir que no necesitemos de los médicos y terapeutas, pero el camino lo hemos de andar nosotros. La naturaleza humana posee esta capacidad que viene potenciada por la inteligencia del sufrimiento. Cuando nos hacemos conscientes de las razones psicológicas del problema, aumentamos esta capacidad y ayudamos a nuestro cuerpo a restablecer el equilibrio perdido.   Es necesaria una revolución interna, ¡ya basta!

Necesitamos hacer un acto de poder: yo quiero superar la enfermedad, para mover las circunstancias.

Este "yo quiero" representa un esfuerzo personal. No nos van a curar, somos nosotros quienes tenemos que ponernos a trabajar con paciencia y perseverancia. Este trabajo se realiza en diferentes aspectos: a nivel físico, energético, psico-emocional y espiritual.

No hay culpables de lo que nos sucede. Nosotros tampoco somos culpables. Tenemos que borrar la palabra "culpa" de nuestras vidas.

Hemos de aprender a querer. Primero a nosotros mismos por primera vez en la vida, ya que para querer a los demás primero tienes que quererte, curarte y comprender el verdadero sentido de la vida. Así podrás proyectarlo hacia los demás. Cuando estamos enfermos la relación con el entorno es siempre deficiente, nunca es completa. La salud es el único camino para poder dar, ayudar y recibir.

Este amor hacia nosotros parece egoísmo pero no lo es, es una forma de liberación y de respeto hacia nosotros mismos.

Todas las personas que tenemos cerca, son nuestros maestros, aunque nos cueste mucho de aceptar. Familia, amigos, colaboradores del trabajo... Siempre estamos con las personas que necesitamos para aprender algo de nosotros mismos. Los defectos que vemos en los demás están en nuestro inconsciente. Lo que admiramos, es lo que a nosotros nos falta.

El amor hacia los demás ha de ser un amor consciente, como el del sol que ilumina todo, lo perfecto y lo imperfecto.

Se tiene que hacer un cambio de vida, un cambio de objetivo tan completo que produce una nueva persona. Es un cambio interno a través del análisis de las causas de la enfermedad, trabajando los defectos psicológicos que la generan.

Dentro de nosotras están las herramientas para recuperar la salud, el corazón es la principal. Tenemos que pasar la información desde la mente razonada al corazón que todo lo sana, mediante el perdón y la reconciliación. Más adelante no necesitaremos perdonar, porque ya nada nos ofenderá

También será necesario abrir nuestra mente para recibir una nueva información que no tiene nada que ver con lo que nos han dicho sobre esta enfermedad. No se trata de creer nada, se trata de considerar y usar el discernimiento para seleccionar lo útil de lo inútil. La enfermedad no viene de fuera (si acaso son factores que pueden agravar), viene de dentro, al no saber gestionar los impactos recibidos de la vida. Estos impactos han generado una actitud equivocada, por nuestra manera de pensar, sentir y actuar.

Vamos a dejar el papel de víctimas para pasar al de responsables de la enfermedad.

Vamos a pasar de sujetos pasivos a sujetos activos y veremos pronto las consecuencias positivas que esto implica.

Os pueden dar las herramientas, pero sois vosotros quienes tenéis que hacerlo realidad.

Toda enfermedad es el resultado de un conflicto interno. Cuando se manifiesta en el cuerpo físico a través de los síntomas ya ha afectado a nuestro vehículo etérico o de energía, al vehículo emocional y al mental y, por descontado, a nuestra parte anímica. "Antes de curar el cuerpo se tiene que curar el alma".

El cuerpo busca el reequilibrio o curación desde la resistencia, para transformar las causas profundas del problema. La enfermedad es también nuestra maestra.

Es evidente que solo mediante el auto-conocimiento y la comprensión se puede eliminar la causa del sufrimiento.

Hemos de salir de la ignorancia de las causas de la enfermedad que hace que dependamos de los otros para curarnos. La ignorancia también pasa por la alimentación, por el desconocimiento de la medicina holística o integrativa, las relaciones con el entorno…

Leer libros, conectarse a internet, ir a conferencias… no solucionan la fibromiálgia ni s.f.c. (síndrome de fatiga crónica) porque toda esta información es mental y la parte que nos libera es el corazón que todo lo sana, es nuestro bálsamo.

Estamos programados desde la infancia en la polarización del bien y del mal; el "me gusta", "no me gusta"… será mejor cambiar "lo bueno" y "lo malo" por "lo perfecto e imperfecto". El ideal será buscar lo perfecto en el momento justo y en el lugar adecuado. Las cosas no son ni buenas, ni malas, más bien me convienen o no me convienen. Esto es la libertad. Cuando algo me hace ilusión y me conviene lo llevaré a la acción. Si no es así, no lo haré, y no tengo que sentirme culpable por ello.

En general tenemos el centro de gravedad en el aspecto negativo. Casi siempre pensamos en negativo (por ejemplo, el hijo que no llega a la hora acordada y pensamos que algo le ha sucedido).

Tenemos que conducir bien nuestras energías hacia lo que nos interesa, saberlas canalizar. No identificarse con el sufrimiento y el dolor porque no nos hace mejores, nos hace peores. Nos interesa hacer un viaje hacia el interior.

En nuestro interior tenemos tres fuerzas:
- La atención (fuera y dentro).
- El recuerdo de sí (quién soy).
- La auto-observación (cómo me siento, qué hago).

La conciencia unifica estas tres fuerzas en los actos de poder.

Tenemos que descubrir en nuestro interior los valores y

desarrollarlos, buscando la perfección de nuestros pensamientos, emociones y actos. Si buscamos la perfección, eliminaremos la dualidad e iremos hacia la unidad, que es, como hemos dicho, la acción perfecta, en el momento justo y en el lugar adecuado.

Actualmente ya hay bastantes médicos de medicina holística, que contemplan las personas desde un punto de vista completo (la parte física, la psico-emocional y la espiritual) que están de acuerdo en que la fibromiálgia es la enfermedad de las emociones y que el órgano más afectado es el hígado, ya que es el depositario de todas nuestras emociones, y el que controla músculos, tendones, ligamentos y articulaciones…

La comprensión de la enfermedad pasa por considerar que la enfermedad y sus síntomas, tan solo son la punta del iceberg. Detrás de los síntomas hay unas causas, las cuales se gestan en otros vehículos como: el mental donde se originan los pensamientos y las imágenes; el emocional, donde se procesan las emociones y sentimientos; el etérico, donde se encuentra la energía que da vida a nuestro cuerpo. El cuerpo físico es la punta del iceberg, donde todo se expresa en forma de sensaciones.

Cómo se produce la enfermedad

El proceso es el siguiente: cualquier pensamiento está asociado a una o varias imágenes o arquetipos. Estos llevan siempre una carga energética que pone en movimiento las emociones, las cuales transfieren de manera inmediata la información al vehículo etérico, contenedor de la energía vital. Cuando el vehículo etérico transmite la energía al cuerpo físico, inmediatamente aparece una postura corporal, que provoca tensiones musculares para llevar a término la acción previamente pensada.

Cuando el flujo de energía se bloquea en cualquiera de los vehículos mencionados, se produce un colapso que ocasiona diferentes síntomas en el cuerpo físico. En la fibromialgia la acción se reprime y no se lleva a término, lo que produce una acumulación de energía en forma de tensiones corporales que derivan en una gran cantidad de síntomas. Las tensiones empiezan por acumularse en la musculatura de la espalda para llegar después a otras zonas. Las tensiones almacenadas en todo el cuerpo son pues la causa del gran dolor generalizado.

En la fibromialgia está muy implicado el vehículo emocional, donde se procesan las emociones. Por esto decimos que la fibromialgia es una enfermedad emocional, que tiene su manifestación en el cuerpo físico.

En el síndrome de fatiga crónica, el bloqueo se produce en el vehículo etérico, el cual contiene la energía vital. De aquí el cansancio por falta de energía vital. En general la fatiga crónica sigue las mismas pautas que la fibromialgia, pero tiene una manifestación distinta.

Las personas que tienen estas enfermedades tienen que poner en práctica lo siguiente: "Aquello que pienses hazlo, si no, no lo pienses". El pensar, el sentir y el actuar han de llevar una misma dirección; no pensar una cosa, sentir otra y hacer otra distinta, ya que además de agotarnos, nos hace vulnerables a toda clase de enfermedades y desgracias.

En otras enfermedades los bloqueos se producen en otros vehículos pero el procedimiento para alcanzar la salud es el mismo: hacer una gran transformación en la manera de pensar, sentir y actuar, y alinear estas tres fuerzas.

Origen de la enfermedad

Su origen está en la represión, generalmente la represión en la infancia. El niño, cuando quiere expresar su opinión, se reprime temeroso de las consecuencias. Así empieza a cumplir la voluntad de los otros, a decir aquello que los otros quieren oír y hacer aquello que los otros quieren que haga, bien por mimetismo, bien por imposición; sin tener en cuenta su propia voluntad, por lo que reprime sus opiniones y acciones. Este sacrificio es a cambio de sentirse querido, valorado y con el soporte del entorno. Cuando ya es adulto, tiene gravados los patrones rígidos de la forma de pensar, sentir y hacer de las personas que lo han educado.

Todo este proceso está acompañado, en este caso, de orgullo y de ira contenida que, al no poder ser expresada, es reprimida y produce una auto-agresión que se traduce en enfermedad.

Fibromialgia y vehículo emocional

¿Quién es el depositario de nuestras emociones? El Hígado.

Las emociones son energía y a medida que van aumentando, el hígado ya no puede absorberlas y las revierte, en primer lugar, a la musculatura, los tendones y los ligamentos. Sabemos que el hígado es el órgano que se ocupa de la desintoxicación y ¿qué hacemos? Lo llenamos de tóxicos a través de la medicación y la alimentación inadecuada.

Es necesario ir sustituyendo lentamente los medicamentos de síntesis por los naturales, como la homeopatía, las flores de Bach, anti-inflamatorios naturales, como aceites de pescado, fitoterapia... hasta llegar a una nueva alimentación que se convierte en medicación. Esta alimentación-medicación ha sido para mí la Macrobiótica, ya que en tan solo dos semanas resolví el problema del Colon irritable que padecía desde los 30 años. La Macrobiótica tiene un gran efecto desintoxicante, lo que ayuda al hígado considerablemente.

Hemos dicho que la fibromialgia y s.f.c. es la enfermedad de las emociones, y éstas tienen su origen en los pensamientos. Por esto los pensamientos son de gran importancia.

Qué es un pensamiento y cómo afecta a nuestro cuerpo

El pensamiento es un impulso de energía e información como todo lo que existe en la naturaleza. Allí donde hay un pensamiento, un elemento bioquímico lo acompaña. Los pensamientos transforman la bioquímica de nuestro cuerpo físico. Por eso las enfermedades son más probables en períodos de depresión y de estrés.

Quién está deprimido proyecta tristeza a todo su cuerpo: bajan los neurotransmisores, bajan los niveles de hormonas, el ciclo del sueño se desorganiza. Las plaquetas de la sangre se hacen más pegajosas, hasta las lágrimas tienen una química diferente de cuando lloramos de alegría.

La enfermedad viene de una mala gestión de los pensamientos, emociones y acciones. Cuando comprendemos el error se puede equilibrar la bioquímica del cuerpo e ir hacia la recuperación de la salud.

Ante una enfermedad hay diferentes caminos:
- Camino de la víctima.
- Camino del miedo.
- Camino de la comparación.
- Camino de la superación.

Qué nos puede ayudar
- Simplificar la vida. La mente tiene que compadecerse del cuerpo.
- Ser consciente de nuestras limitaciones.
- Dejar de controlar. Los demás no son la prioridad.
- Expresar las emociones y sentimientos. Decir lo que pensamos, aunque no guste.
- Buscar la libertad, la independencia.
- Decir no, sin sentirse culpable, sin ningún tipo de duda, sin justificarnos. ¿Cuándo? Cuando ni me hace ilusión ni me conviene.
- Vive tu vida y deja que los demás vivan la suya.
- Es necesario reorganizar la vida, cambiando la estructura psicológica lentamente.
- Las herramientas más importantes son los pensamientos y las emociones que de ellos se derivan. En los pensamientos descansa nuestra felicidad. Somos el resultado de nuestra actitud positiva o negativa.

Cuatro preguntas básicas para empezar a cambiar
- ¿Me quiero?... Es aceptarse como soy, no como me gustaría ser.
- ¿Quiero el lugar donde estoy?... Es mi entorno
- ¿Quiero a las personas con quien estoy?... Es aceptar a los demás tal como son.
- ¿Quiero lo que hago?... Es estar en armonía con mi trabajo

Si me quiero, quiero el lugar donde estoy, quiero las personas con quién estoy y quiero lo que hago, no habrá dolor.

Donde hay amor, no hay dolor. Amor y dolor son los extremos de una misma cosa, como la luz y la oscuridad. Opuestos y complementarios.

Y ¿Qué es la Salud? La Salud es la capacidad de

trascender las dificultades de la vida. La Salud no es un estado, es un camino porque hay que cuidarse cada día.

MENTE
AUTOCONOCIMIENTO

"El ir y venir de la vida sin conciencia nos enferma. Al rencontrarnos con nosotros mismos y con nuestra conciencia, nos sanamos"

Conocernos a nosotros mismos es conocer a los demás porque lo que hay dentro de mí es similar a lo que hay dentro de todos.

ÍNDICE
MENTE: AUTOCONOCIMIENTO

Introducción

INTRODUCCIÓN
MENTE: AUTOCONOCIMIENTO

(Ver Glosario al final del libro)

¿Qué es el autoconocimiento? El autoconocimiento nos lleva a la apertura de la mente, a cuestionarnos las creencias y los anclajes. Una mente rígida nos conduce hacia un cuerpo rígido. También nos da información para poder despejar la duda y el miedo que nos paralizan para la acción y el cambio.

El ser humano suele buscar fuera lo que tiene dentro. No busquemos fuera, porque no vamos a encontrar nada, sólo confusión. Fuera vivimos en un caos donde nadie sabe nada a ciencia cierta. Pero cuidado porque dentro estamos inmersos en un sinfín de ataduras psicológicas que condicionan nuestra existencia y que hemos de liberar.

Ignoramos que somos ignorantes, y esto nos convierte en víctimas y esclavos del sistema, olvidándonos de nosotros mismos. La única realidad la tenemos que experimentar dentro de nosotros, a través del despertar de la conciencia. No busquemos maestros y sigamos a nuestro maestro interno. No busquemos fuera porque no sirve de nada. Así está el mundo, porque siempre esperamos que alguien venga a salvarnos, en nuestro caso a curarnos.

NOS TENEMOS QUE SALVAR O CURAR NOSOTROS MISMOS. AUTOGESTIONANDO NUESTRA SALUD

No sabemos de donde venimos, a donde vamos, ni qué hacemos aquí.

El conocimiento está dentro de nosotros mismos, todas las respuestas están en nuestro mundo interior. Lo que está claro es que hemos venido a aprender, y las lecciones son las circunstancias de la vida, quien no aprende tiene que repetir.

En nuestro caso, la lección que ahora nos toca aprender es la comprensión de la enfermedad de la fibromialgia y s.f.c. a través del autoconocimiento.

Cuando una persona se encuentra frente a una lección

de vida, ante una circunstancia difícil, sufre:

- porque no comprende
- porque no activa la conciencia (solo tenemos un pequeño porcentaje de conciencia despierta)
- porque se identifica con los demás
- porque se olvida de si misma

El sufrimiento es el fruto de la ignorancia. Cuando desconocemos algo, acarrea siempre unas consecuencias, y éstas, a su vez, sufrimiento. El sufrimiento no comprendido se convierte en dolor, y podemos decir que éste no es más que el fruto de la ignorancia.

De nada sirve conocer el espacio infinito exterior si no conocemos el espacio infinito interior. Por esto la ciencia siempre se encuentra con barreras infranqueables, ya que está desprovista de espiritualidad. La ciencia no es más que el intento humano, con sus defectos psicológicos de asaltar los mundos superiores.

Quiero remarcar que, cuando hablamos de espiritualidad, nada tiene que ver con las religiones, ya que estas, siendo medios para llegar a la espiritualidad, se han convertido en fines y han dejado de ser útiles.

El Dios de las religiones no es más que el Ser de cada uno de nosotros, es una proyección externa de nuestro dios interior, de nuestro Ser, de este "ser o no ser" de Hamlet. Ser o no ser es reconocerte como tal, reconocer a tu Ser interior, tu Dios interior, porque todo lo que necesitas está dentro, y él también.

Como decíamos en el libro "Hablemos de fibromialgia", para superar una enfermedad, necesitamos el autoconocimiento y la comprensión.

Ahora vamos a entrar con más detalle en estos dos aspectos.

- El **autoconocimiento** es un viaje a nuestro mundo interior, un mundo completamente nuevo para nosotros y el mapa es individual. Siempre va de fuera hacia dentro y de abajo hacia arriba. Nos lleva a conocer nuestro espacio psicológico, nuestro micro-cosmos. En este viaje podemos modificar y cambiar muchas circunstancias de nuestra vida, hasta ser dueños de ella y dirigirla. Se necesita una preparación, que consiste en entender una serie de conceptos a través de nuestra mente. Estos conceptos serán nuestro equipaje, pero necesitaremos ir a nuestro corazón para comprender la enfermedad, todas las lecciones de la vida, y también la necesidad de esta aventura. En el corazón encontraremos la conciencia que será nuestra luz durante todo el trayecto. En nuestro mundo interior encontraremos nuestro espacio psicológico con una mente exterior (la mente creada por el sistema), con unos defectos psicológicos, unos valores y una conciencia prácticamente dormida (quizás un 3% de conciencia libre), ya que está atrapada por los defectos psicológicos.

Este espacio psicológico será nuestro punto de partida, ya que a medida que vayamos avanzando sucederán una serie de cambios. El primero de todos será sacar nuestra conciencia fuera del espacio psicológico para auto-observarnos (transferencia de conciencia). Así crearemos un nuevo espacio psicológico, con una mente interior, en la que la conciencia irá despertando. La conciencia se irá expandiendo a medida que trabajemos en la sustitución de nuestros defectos psicológicos por valores.

– La **Comprensión** elimina el sufrimiento y nos acerca a a la verdad. Empecemos pues por darnos cuenta de nosotros mismos, viviendo el presente, el aquí y el ahora, tomando conciencia de nosotros mismos. En el autoconocimiento, nuestra conciencia, que está atrapada en los defectos psicológicos, es la luz que nos muestra quienes somos y qué sentido tiene nuestra vida.

La enfermedad es el medio para situarnos en el camino del auto-conocimiento, el camino de nuestra evolución como conciencias.

El autoconocimiento es el descubrimiento de nuestros defectos psicológicos y de nuestros valores. Ambos son la materia prima con la que hemos de trabajar. Este trabajo consiste en comprender las lecciones de la vida para avanzar en el despertar de la conciencia y conseguir nuestra autocreación, y dentro de ella la autocuración.

La toma de autoconciencia nos va a permitir

reconocer al ser humano como un microcosmos que contiene lo mismo que el macro-cosmos. El universo o macro-cosmos no conoce lo estático, está siempre en constante movimiento. Nosotros como microcosmos somos su réplica exacta, si no evolucionamos internamente, involucionamos. Nunca permanecemos estáticos como normalmente pensamos.

Nuestra máxima aspiración ahora es la de llegar a conseguir el equilibrio perdido en nuestro cuerpo físico, energético, emocional y mental.

Tenemos que aprender a manejar nuestros vehículos internos porque, si no lo hacemos nosotros, nos los manejan. No pensamos, nos piensan. No sentimos, nos hacen sentir. Y no vivimos, nos hacen vivir. Este es el gran problema. Es necesario independizarnos de las influencias externas para gestar en nosotros nuestra propia experiencia, por lo tanto, vivir nuestra propia vida. Todo ello nos sirve para ver la vida, nuestro mundo externo, desde otra óptica, ya que nuestra condición cambiará, alejándonos del sufrimiento y acercándonos a la verdad.

La sociedad con su sistema de valores está encaminada a desarrollar el intelecto, la mente intelectual, pero el ser humano necesita también la mente emocional, capaz de llevarnos a la comprensión de las cosas. Sin comprensión es imposible adentrarse en los mundos internos, sin comprensión no hay progreso espiritual para los seres que buscan el autoconocimiento.

La información de este libro, que tan sólo es una pequeña pincelada, no hace falta creérsela, solamente hay que considerar la posibilidad de que pueda ser verdad y usar el discernimiento (me interesa o no me interesa). La verdad está dentro de la propia experiencia. Vuestra experiencia.

"SI NO EVOLUCIONAMOS, INVOLUCIONAMOS".
No existe la permanencia. Espero que este viaje sea muy provechoso. Es un viaje que no tiene fin, ya que somos una conciencia y ella es, ha sido y será. Su expansión no tiene límite. ¡Buen viaje!

LOS 7 PRINCIPIOS

Los 7 Principios son las fuerzas primordiales en donde se sustenta toda creación.

Vivimos en un universo de siete principios.

El siete se repite continuamente: siete días de la semana, siete colores del arco iris, siete notas musicales... La ley del siete está presente en toda la creación del macrocosmos y del ser humano o micro-cosmos.

Hacen falta siete días de ayuno para limpiar la corriente sanguínea, siete días para desintoxicar a fondo el sistema linfático; siete meses para restaurar el equilibrio del sistema endocrino mediante ejercicios y una alimentación correcta, y siete años para sustituir las células del cuerpo. También tenemos siete puntos principales de energía, los 7 chakras, siete defectos psicológicos fundamentales, etc.

Toda creación recorre siete etapas de actividad; al final de estas etapas viene un momento de descanso para luego comenzar nuevamente una serie de siete pasos. Los siete principios están relacionados con las siete fuerzas planetarias, obedecen a determinadas formas de comportamientos psicológicos que condicionan nuestra forma de actuar con la mente, el corazón y la acción. Así podemos decir que cada principio tiene una característica planetaria: Luna, Mercurio, Venus, Sol, Marte, Júpiter y Saturno.

Los 7 principios son autónomos y auto-concientes, y cada principio tiene los otros 7 principios en él. Podemos decir que son 7 x 7 = 49 principios.

Los 7 principios son:

1.- **SUSTANCIA** (Saturno)
2.- **MOVIMIENTO** (Júpiter)
3.- **SONIDO** (Marte)
4.- **ENERGÍA** (Sol)
5.- **LUZ** (Venus)
6.- **INTELIGENCIA** (Mercurio)

7.- MATERIA   (Luna)

Cada vez que el hombre decide realizar algo y lo lleva a la acción, se suceden siete procesos. Estos siete procesos se inician con el principio sustancia, que es el proyecto o idea y finalizan con la cristalización o materialización de lo que habían proyectado, que es el principio llamado materia. No importa que la decisión sea algo muy simple o insignificante, ya que siempre pasará por este proceso de siete etapas.

Aplicamos los 7 principios a la fibromialgia y s.f.c. y su superación.

1.-SUSTANCIA = ENFERMEDAD

El principio sustancia necesita una materia prima. En nuestro caso es la enfermedad con sus síntomas. La sustancia siempre está desorganizada, es un caos.

En la enfermedad la energía mal canalizada es la causa del desequilibrio físico, psico-emocional y espiritual; la desarmonía interna y externa que se expresa mediante los síntomas.

Esto disminuye nuestra capacidad de autoobservación, también de atención y de recuerdo de sí.

La enfermedad de la fibromialgia y el s.f.c. empieza en los vehículos mental, emocional, etérico o de energía antes de llegar al cuerpo físico; en su origen afecta la energía que alimenta al hígado y a la vesícula biliar, hasta desarmonizar todo nuestro cuerpo. Cada enfermedad se expresa, inicialmente, en un órgano y la víscera correspondiente, si no actuamos se va extendiendo.

Se produce un caos psico-emocional (pensar, sentir y actuar no alineados), así como un caos espiritual, con la deformación de los valores.

2.-MOVIMIENTO

El movimiento se produce por reacción, cuando decimos "¡basta! ¡ya no puedo más!", dejo de ser paciente (medicina alopática) paso a ser activo (medicina holística). Para ello es necesaria una revolución interna.

Empezamos un proceso de autoconcimiento y de comprensión de las causas de la enfermedad.

Para ponernos en movimiento necesitamos hacer un acto de poder: **QUIERO CURARME**; este acto de poder mueve las circunstancias.

Nos ponemos en acción y hacemos cambios: cambio de actitud, de estilo de vida, de estructura psicológica, de relación con el entorno, de hábitos y cambio espiritual.

Con estos cambios se produce un aumento vibracional que provoca el sonido.

3.-SONIDO

A cada etapa de nuestra vida le corresponde una nota música que si evolucionamos vamos cambiando por 1/8 superior.   Cuanto más alto es el nivel de conciencia, mayor también es su vibración. Nada está inmóvil, todo vibra. Desde lo más pequeño hasta los universos (Ley de la vibración).

Al subir de tono, por la ley de afinidad, nos ponemos en contacto con nuevas personas de más alto nivel vibracional.

Por ejemplo, cuando yo ya estaba en la mitad de mi proceso, una amiga que había superado la enfermedad me dio algunas herramientas necesarias para sanar. También conocí nuevos médicos holísticos y terapeutas que me ayudaron a finalizar mi proceso.

El sonido, el verbo, genera la energía.

4.-ENERGÍA (APRENDER)

Adquieres energía por los cambios, priorizando las necesidades y simplificando la vida.

Cambio de estilo de vida:
- Respetarse a sí mismo. Si no nos tratamos mal, no nos sentimos cómodos. Si no hay sufrimiento, nos sentimos culpables. Nos tratamos igual que nos trataron las personas que nos educaron. Es un registro que tenemos que trascender y eliminar.
- Bajar el nivel de actividad y de autoexigencia personal
- Primero, tengo que estar bien yo, después puedo ayudar a mucha gente.
- El dolor, que es energía mal canalizada, se

transforma en amor con conciencia, cuando es comprendido.
- Decir NO, sin sentirse culpable.
- Acabar lo que tiene que ser terminado, para dar paso a un nuevo inicio.
- O avanzamos ahora, o no lo haremos nunca. Aquí y ahora
- Cuando pienso algo y siento otra cosa y actúo sin tener en cuenta lo que pienso y siento, se producen en mí tres fugas muy importantes de energía. Tengo que alinear pensar, sentir y actuar.

Cambio de relación con el entorno:
- Hacerse respetar por el entorno. Nos hemos negado a nosotros mismos para hacer lo que querían los demás.
- Nos valoramos en función de cómo nos valoran.
- Nos miramos a través de los otros. Ha llegado el momento de valorarnos por nosotros mismos, aceptando que también tenemos valores.
- Tenemos que asumir nuestra responsabilidad personal. Si no hay esfuerzo no conseguiremos nuestro objetivo que es la superación de la fibromiálgia y s.f.c.
- No criticar, ya que es una energía muy poderosa que crece y se vuelve contra nosotros como un boomerang.

Cambio de hábitos:
Los hábitos están relacionados con nuestra naturaleza motor-instintiva y con el vehículo etérico o de energía.
- Tenemos que transformar los hábitos en base a la comprensión.
- Hay que controlar los movimientos para controlar los gastos de energía.
- Hay que evitar los hábitos inútiles, observar y dejar de hacer lo que nos hace perder energía.
- Lo que pienses, hazlo, sino no lo pienses. No le des continuidad a los pensamientos, sino te metes en una jaula y las tensiones son los barrotes.
- Un ejemplo del cambio de hábitos sería el de la alimentación: alimentos integrales no procesados y biológicos, que hacen que se produzca un aumento

de energía vital y nos ayudan a bajar el nivel de tensión.

Cambio espiritual:

Dentro de nosotros están las herramientas para conseguir la salud: el corazón es la fundamental con el perdón, la reconciliación y la gratitud.

Recomiendo asistir a un taller y leer algún libro sobre la práctica del Ho'oponopono (tema desarrollado en mi tercer libro "Alimentación, energía vital en el Cáncer"), que nos dice que amarse a sí mismo es la mejor manera de mejorarte (en nuestro caso curarnos). Y mientras mejoras, mejoras tu mundo. Cuando desees mejorar cualquier situación de tu vida, hay sólo un lugar donde trabajarlo: dentro de ti. Y cuando mires en tu interior, hazlo con amor.

La voluntad de superación se tiene que acompañar con el esfuerzo. Tenemos que trabajar el orgullo (el humilde no gasta energía) y la ira; la ira se tiene que expresar o eliminar con la acción, sino la almacenamos dentro en forma de tensión y gran pérdida de energía.

La energía produce luz.

5.-LUZ (COMPRENDER)

La luz que necesitamos es para comprender la enfermedad.

- Tenemos que comprender que la enfermedad la hemos generado nosotros, no hay culpables. Es la ley causa-efecto.
- Comprender que hay otras formas de pensar, sentir y hacer, abandonando las ideas preconcebidas y los conceptos predeterminados de los antiguos patrones patriarcales.
- Comprender que la enfermedad es nuestra maestra, si sabemos aprovecharla conscientemente.
- La enfermedad se ha producido por no alinear el pensar, sentir y actuar, y por nuestros defectos psicológicos.

6.-INTELIGENCIA

El dolor instiga nuestra naturaleza a desarrollar la inteligencia del sufrimiento, si no fuera por ella no podríamos reorganizar todos los factores necesarios para superar la enfermedad. No podríamos pasar del caos a la organización y llegar a la salud.

7.-MATERIA = SALUD
Es materializar o cristalizar la salud en el caso de enfermedad y conseguir la armonía, el bienestar físico, psico-emocional y espiritual.
- físico: asintomático
- psico-emocional: pensar-sentir-hacer de forma alineada.
- espiritual: convertir los defectos orgullo e ira, en los valores como el servicio y el orden.

NUEVA ETAPA
Una vez materializado nuestro proyecto que, en nuestro caso, es la superación de la enfermedad, se produce una pausa y después, de nuevo, otro proceso que nos lleva a evolucionar mediante una nueva etapa de siete principios.
- **SUSTANCIA**: recuperación. Estás asintomática.
- **MOVIMIENTO**: acto de poder: quieres ayudar a personas con fibromialgia.
- **SONIDO**: aumento de octava. Cambio de verbo y tono que producen un aumento vibracional.
- **ENERGÍA**: ya recuperada, pero continuando con las claves que te han ayudado a aumentarla.
- **LUZ**: comprender que tienes que comunicar que es posible la superación de la enfermedad.
- **INTELIGENCIA**: inteligencia generada por el sufrimiento que has experimentado durante el proceso de la enfermedad, que hace que te organices ahora, para enfrentarte a las dificultades de los nuevos retos.
  Debes reorganizar todo lo que has aprendido y comprendido.
- **MATERIA**: comunicar a través de la comprensión y auto-conocimiento.

II
CENTRO DE GRAVEDAD

El centro de gravedad es nuestro objetivo espiritual en la vida, que consiste en sustituir los defectos psicológicos por valores y despertar conciencia. Forma parte de nuestro trabajo diario. Cuando hemos conseguido tener centro de gravedad (no todas las personas lo tienen) hay que estar atengo, porque cualquier situación en la vida nos lo puede arrebatar.

El centro de gravedad se va afianzando a medida que vamos comprendiendo nuestras propias experiencias y sabemos transformar las impresiones.

Tenemos tres fuerzas en potencia en nuestro interior: **atención, recuerdo de sí y auto-obseración.**

El desarrollo de la conciencia (capacidad de darse cuenta de ella misma y del mundo que la rodea) pasa por estas tres fuerzas. Ellas, en suma, son el centro de gravedad que sirve de unión entre principio y principio y entre grupos de siete principios.

La conciencia une estas tres fuerzas. Si no están unidas, te dirigen la vida desde el exterior, desde el sistema. Nosotros debemos manejar el sistema, no hemos de permitir que nos manejen. Nos va bien usarlo pero tenemos que ser libres.

1ª Fuerza: LA ATENCIÓN (MENTE)

La atención es un acto de poder. No hay ninguna posibilidad de potenciar la conciencia si no dirigimos la atención.

En realidad nos dirigen la atención a través de impactos que recibimos del exterior.

Para el sistema lo más importante es captar nuestra atención, los medios de comunicación, la T.V., la publicidad, los escaparates…

¿Por qué? Porque la atención es una energía muy poderosa, el sistema se alimenta de ella, aunque nosotros no seamos conscientes de ello. Estamos en el sistema y nos gusta todo: el cine, los restaurantes… pero conscientemente. Cuando el sistema tiene unos intereses que no coinciden con los nuestros, decimos **NO**.

Cuando dirijo la atención, salen de mi plexo solar, haces energéticos de luz que palpan lo que ven y vuelven a mí. Nosotros creíamos que solo intervenía la vista, pero no es así.

La prensa, la T.V.,... ¿qué harían sin lectores, sin espectadores diarios? El sistema se desintegraría.

Tenemos que leer y mirar lo que nos interesa.

La atención es una energía que dirigida hacia algo nos da información sobre este algo, es como un radar. Puedes tener los ojos abiertos pero solo recibirás información de allí donde tengas puesta la atención.

Siendo una energía individual, se convierte en una fuerza global.

Si tuviéramos la capacidad de manejar el 100% de nuestra atención podríamos recordar perfectamente toda nuestra vida.

No somos conscientes de las infinitas posibilidades y valores en potencia que tenemos, nos falta un manual, tenemos que ir descubriéndolo.

Veremos que vivimos poco, en realidad vivimos aquello que somos capaces de recordar. En los espacios en blanco no hay vida porque no hay registros, en realidad vegetamos, estamos sin conciencia, y en estos espacios en blanco la atención no es tuya, es del sistema.

Cuando recordamos algo es porque dirigimos la atención hacia un foco determinado e intentamos captar la máxima información para almacenarla en la memoria. Fuera de esto, estamos pero no vivimos.

La atención, si no está dirigida por nosotros, no sirve de nada.

Lo primero que hemos de aprender es a dividir la atención en dos, una parte hacia fuera y otra hacia nuestro interior. Al principio cuesta, pero después se graba en nuestro centro instintivo como una función natural de la conciencia. El resultado es que ves el mundo desde un punto de vista diferente, desde la conciencia, y nos damos cuenta de lo que pasa.

Ser dueño de la atención es un acto de poder y significa empezar a liberarse de la mecanicidad y de la esclavitud psicológica. Antes había muchos esclavos con cadenas. Ahora no hay cadenas, pero hay más esclavos. Hacerse consciente de esto es empezar a liberarse. No obstante, la libertad es algo que exige que seamos responsables y dueños de nuestros actos.

La atención se tiene que dirigir **hacia adentro**, para recuperar el recuerdo de sí, y saber qué pasa en nuestro interior, y **hacia fuera** para capturar la información y para ubicarnos.

2ª Fuerza: RECUERDO DE SÍ (CORAZÓN)

El recuerdo de sí es también un acto de poder, es la conexión con uno mismo. Es recuperar la función natural integrada en nuestra naturaleza instintiva. Si tuviéramos el recuerdo de sí activo y la naturaleza instintiva estuviera funcionando, difícilmente tendríamos un accidente o nos veríamos involucrados en una catástrofe. Los animales lo tienen activo. Se pudo contrastar cuando en un tsunami los elefantes se pusieron en marcha en sentido opuesto a los hombres.

Cuando dirigimos la atención hacia dentro, recuperamos el recuerdo de sí y mantenemos la atención sobre la conciencia porque la posicionamos en relación al todo, lo interior y lo exterior.

La conciencia con el recuerdo de sí se ubica: 1º ¿quién soy? Soy una conciencia, 2º ¿dónde estoy?

Si dirigimos la atención hacia algo y estamos en recuerdo de sí, éste último captura la información y ésta no va a la memoria temporal, sino que se deposita en la memoria atemporal y lo podemos recordar.

Solo recordamos aquello que la conciencia ha ganado o ha perdido con la atención hacia dentro. Con la atención hacia dentro, me acordaré de mí y aflorarán los valores y la comprensión, que pertenecen a la conciencia.

¿Qué vamos a hacer con los defectos psicológicos? Observarlos y comprenderlos. La parte que voy comprendiendo puede ser eliminada y nos quedamos con la experiencia vivida y comprendida.

Estar en recuerdo de sí es lo mismo que parar la mente y unificarnos con nuestro Ser como cuando meditamos.

Me separo y me miro: a esto se le llama recuerdo de sí. Por ejemplo, si te saltas la parada del autobús, es que no estás en recuerdo de sí. Te han robado la atención, puede ser que por ejemplo que te hayas identificado con un anuncio de la calle. Identificado y fascinado quiere decir que tienes la conciencia dormida.

Cuando he integrado el recuerdo de mí, puedo avanzar y tomar conciencia del recuerdo del otro y del entorno.

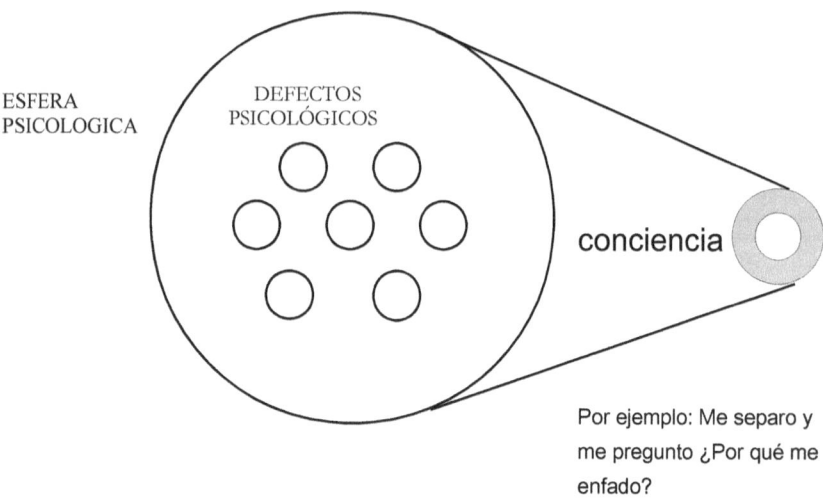

ESFERA PSICOLOGICA

DEFECTOS PSICOLÓGICOS

conciencia

Por ejemplo: Me separo y me pregunto ¿Por qué me enfado?

La esfera psicológica contiene nuestra estructura psicológica, su información, su memoria, los arquetipos, ideas y conceptos predeterminados, el clima psicológico (como por ejemplo el miedo, la tristeza,...), los defectos psicológicos, la conciencia, la personalidad,... Es todo lo que somos.

3ª Fuerza: LA AUTO-OBSERVACIÓN (ACCIÓN)

Es otro acto de poder.

El hombre suele preguntarse: ¿qué es esto? ¿por qué ocurre esto de esta manera?

Al poner en actividad la auto-observación, la conciencia, que formaba parte de nuestro espacio psicológico, sale de él para auto-observarse. A esto se le llama transferencia de conciencia.

La auto-observación tiene que dirigirse hacia el exterior donde podremos darnos cuenta de nuestro aspecto físico, de lo que vemos en los demás y para ubicarnos. También hacia el interior donde nos daremos cuenta de cómo nos sentimos, de nuestras limitaciones y observaremos nuestras funciones.

Al observarse a sí mismo, el hombre debe diferenciar las cuatro funciones básicas, que son: la intelectual, la emocional-sensorial, la motora y la instintiva-sexual, tomando conciencia de ellas.

La función intelectual

En términos generales, la función intelectual (o sea, los pensamientos) siempre operan por comparaciones de dos o más impresiones. Están polarizados, con ideas preconcebidas. Nos damos cuenta que nos cuesta cambiar de forma de pensar ya que estamos programados. En la mente hay una estructura en función del sistema, del entorno.

Tenemos que, a través del conocimiento, sustituir una parte del programa por otro nuevo, mucho más amplio, que nos dará como resultado una expansión de nuestra esfera psicológica. Tenemos que crear, a través de la conciencia, una nueva esfera psicológica que la llamaremos mente interior.

La mente interior es mi verdad, mi experiencia vivida y comprendida. Cuando evolucionamos, el nuevo espacio psicológico se expande.

TRANSFERENCIA DE CONCIENCIA

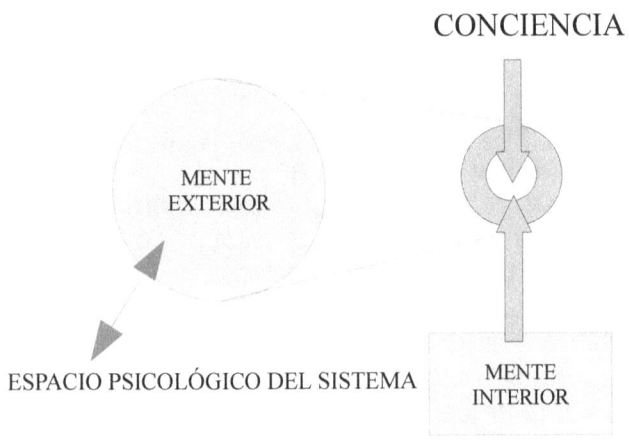

CONCIENCIA

MENTE
EXTERIOR

ESPACIO PSICOLÓGICO DEL SISTEMA

MENTE
INTERIOR

NUEVO ESPACIO PSICOLÓGICO
EN EXPANSIÓN

Es importantísimo reorganizar un nuevo espacio psicológico, sin dañar al que ya usamos.

Hemos sacado la conciencia del espacio psicológico, para autoobservarnos.

Con la meditación accedemos a la información y a la sabiduría.

Hay personas que no se dan cuenta de que tratan muy mal a los demás o están permanentemente irritados o tristes; esto sucede porque no son capaces de autoobservarse.

La función emocional

La emoción no razona ni compara, sólo define la impresión por su aspecto, agradable o desagradable, por su color, por su sabor, etc.

La función sensorial

La auto-observación se realiza a través de los cinco sentidos en forma de sensaciones.

La función motora

En ella están nuestros hábitos. Si queremos cambiarlos necesitaremos el recuerdo de sí y la autoobservación.

La función instintiva – sexual

El instinto tiene el poder de reaccionar para asegurar nuestra supervivencia. Los estímulos organizan la función instintiva programándola. Las reacciones ante el calor, el frío, etc, son instintivas.

El conocimiento más completo resultado de la autoobservación consiste en examinarnos simultáneamente con nuestros pensamientos, emociones y sensaciones. De esta manera, el hombre cuando se estudia a sí mismo en su autoobservación:
1) Descubre en su interior lo que le desagrada.
2) Cambia lo que le desagrada. Primero tenemos que descubrir y después cambiar progresivamente.

Es necesario cambiar los hábitos que nos perjudican. El hábito de expresar de inmediato todas nuestras emociones o sensaciones desagradables, como por ejemplo cuando nos quejamos del mal tiempo. Perdemos energía cuando protestamos por todo nuestro entorno y por lo que sucede a nuestro alrededor. Si miramos en nuestro interior no la perdemos.

CENTRO DE GRAVEDAD

ATENCIÓN (MENTE)
- Externa: información, ubicación
- Interna: recuperación, recuerdo de sí

RECUERDO DE SÍ (CORAZÓN)
- De uno mismo, del otro, del entorno

AUTOOBSERVACIÓN (ACCIÓN)
- Externa: Apariencia física
  Lo que veo en los demás lo tengo yo (espejo)
  Lugar donde estoy

- Interna: Salud o desequilibrio
  Limitaciones. Conciencia de mis limitaciones
  Conciencia de mis funciones

Cuando no usamos estas tres fuerzas estamos en la mecanicidad de los defectos psicológicos que nos gobiernan.

III
CLAVE DE S.O.L

Hemos dicho que las tres fuerzas: Atención, Recuerdo de sí y Auto-observación eran muy importantes para el despertar de la conciencia.

La clave de S.O.L. es una herramienta que nos ayudará constantemente a trabajar con ellas. Es un ejercicio, un acto de poder que consiste en dividir la atención en tres partes:

S = sujeto; dirigimos parte de la atención hacia nuestro interior, con la pregunta clave, ¿Quién soy?

O = objeto; dirigimos parte de la atención hacia el interior y exterior de nosotros mismos, con la pregunta clave, ¿Por qué estoy aquí? ¿Qué defecto me mueve? (el defecto lo definiremos en el siguiente tema).

L = lugar; dirigimos parte de la atención hacia fuera, con la pregunta clave, ¿Dónde estoy?

SUJETO

Soy una conciencia. Solo el que sabe que no tiene conciencia de estado está en condición de poder llegar a tenerla. Solo el que sabe que está enfermo podrá intentar curarse.

Para lograr tener conciencia de estado es necesario no identificarse con lo que nos rodea, para no olvidarnos de nosotros mismos.

El que no tiene conciencia de estado se identifica con todas las cosas y se olvida de sí mismo. El hombre así, en presencia de una copa, termina tomándose otras, hasta que acaba borracho. En presencia de la comida que le gusta, acaba empachado, etc.

Allí donde estés, en casa, en el trabajo, andando, en coche… tienes que acordarte de ti mismo.

En presencia de cualquier objeto, de cualquier cosa muy bella como joyas, coches espectaculares, vestidos preciosos… no hay que olvidarse de si mismo jamás. No debemos identificarnos con nada de todo aquello que nos fascine o que nos guste. De la identificación pasamos a la fascinación y quedamos sin conciencia de estado, y ya sabemos que en estas condiciones no vivimos, nos viven.

Sujeto, quiere decir también vigilar tus propios pensamientos, sentimientos, emociones, deducciones, apetencias, temores, anhelos, etc.

La pregunta que nos hacemos es ¿quién soy?, yo no soy sólo este cuerpo, soy una conciencia que vive en este cuerpo. Y éste es un vehículo y yo estoy dentro de él, pero desgraciadamente tengo defectos que me complican la vida.

Con el sujeto, al dirigir la atención hacia dentro estamos en estado de recuerdo de sí: "La persona se da cuenta de sí misma como conciencia". Vive en sí misma el aquí y el ahora y la conciencia está en estado de alerta.

Hay momentos en la vida en que sin esfuerzo alguno y de forma automática esto sucede. Por ejemplo, cuando la conciencia recibe un "shock", una fuerte emoción, un accidente, etc. Pero en estos momentos no sabemos que estamos con conciencia porque nadie nos lo ha explicado previamente.

Cuando practicamos la clave de S.O.L., sí sabemos en estos instantes que la conciencia es la que está tomando el dominio del cuerpo físico y el control de los procesos psíquicos.

Uno sabe que es la conciencia la que está viviendo estos instantes, y como tal puede actuar a su propia voluntad.

¿Quién soy? Soy una conciencia. Me hago consciente de mí mismo y nadie me dirige.

OBJETO

Dirigimos parte de la atención hacia el interior y exterior de nosotros mismo.

La conciencia está en estado de observación de sí misma y del entorno.

Con el Objeto, "la persona se da cuenta de sí misma, como micro-cosmos".

¿Qué quiere decir micro-cosmos? Que somos mucho más que un cuerpo físico y podemos dirigir nuestra mente hacia el corazón, o sea hacia la emoción, para después conectarnos con nuestro Ser. Somos un micro-cosmos dentro de un macro-cosmos.

Observando el mundo interior y exterior de uno mismo

podemos acceder:
- al espacio psicológico
- al comportamiento del cuerpo físico
- a la observación de nuestras funciones con el fin de capturar los comportamientos mecánicos, subjetivos o espontáneos y la manifestación de los defectos.

Con el Objeto, las preguntas que tenemos que hacernos son: ¿Qué estoy haciendo? ¿Dónde voy? ¿Cuál es el defecto que me mueve?

LUGAR
Dirigimos parte de la atención hacia fuera.

La persona se ubica y se da cuenta de sí misma en relación a la dimensión.

Cuando estamos despiertos, estamos en la tercera dimensión (ancho, largo, alto). Cuando dormimos y estamos soñando, estamos en la cuarta dimensión, en donde no hay ni ley de densidad ni ley de gravedad. Los objetos a veces se deforman y podemos volar.

Si cuando practicamos la clave de S.O.L. nos hacemos la pregunta ¿Dónde estoy?, la respuesta vendrá si comprobamos que estamos en la tercera dimensión, es decir, donde se cumple la ley de la densidad y la de la gravedad. Esto se practica estirándonos un dedo (si estamos dormidos, el dedo se alarga) y dando un saltito (si estamos dormidos podemos flotar, volar...).

Si practicamos la clave de S.O.L. varias veces durante el día, se acaba grabando en la naturaleza instintiva y cuando dormimos podremos ser conscientes de que estamos en la cuarta dimensión y sabremos lo que es un sueño consciente, en el que nosotros también ejercemos nuestra propia voluntad.

La conciencia se da cuenta de esto y nos despertamos. En estos momentos nos ubicamos y constatamos que hay otras dimensiones, otros mundos.

IV
PERSONALIDAD. DEFECTOS PSICOLÓGICOS. VALORES. TABLA DE AUTORECONOCIMIENTO

Además de los siete vehículos (El ser, la intuición, la voluntad, el mental, el emocional, el etérico o de energía vital y el cuerpo físico) el ser humano posee otro que es la personalidad.

La personalidad se crea por imitación, desde el nacimiento hasta alrededor de los siete años y se va desarrollando a lo largo de la vida. La personalidad nos permite interrelacionarnos haciendo de filtro selector de la información que transmitimos y recibimos.

La conciencia tiene que estar por encima de la personalidad, si no vivimos condicionados por los demás.

PERSONALIDAD Y ESENCIA

La personalidad es lo que "no es nuestro". Que "no es nuestro" significa que viene de fuera; lo que hemos aprendido, lo que refleja todos los vestigios de impresiones externas que quedan en nuestra memoria y en las sensaciones, todas las palabras y movimientos que hemos aprendido, todos los sentimientos creados por imitación. Todo esto es lo que "no es nuestro"; todo esto es la personalidad.

Un niño pequeño todavía no tiene personalidad como tal. Es el que realmente es. Es esencia. Sus deseos, apetitos, gustos y aversiones expresan su ser, tal como es. Pero tan pronto como interviene la educación, empieza a desarrollarse la personalidad. La esencia es la verdad del hombre, la personalidad es lo añadido.

La esencia, que sufre y no puede más, se puede convertir en conciencia por el impulso de la mónada y de nuestro trabajo interior.

La mónada es la impulsora del quiero saber. Es el impulso, el anhelo, por saber quién soy, de dónde vengo, y adónde voy.

¿Por qué, entonces, tantas pruebas para superar? La razón no es otra que hacer que la esencia se cuestione mediante la inteligencia del sufrimiento.

La esencia es portadora de valores, pero los impactos de la vida, las impresiones, la educación, van cubriendo estos valores con corazas (como si se tratara de las diferentes capas de una cebolla) y van aumentando los defectos a través de la personalidad que nos imprime el "sistema".

Nosotros, a través de la atención, recuerdo de sí y auto-observación, podemos darnos cuenta de nuestros defectos psicológicos. Tomando conciencia de nuestra condición y trabajando con ellos podremos volver a recuperar los valores, la esencia, "lo que es nuestro", y así convertir la esencia, con experiencia comprendida, en conciencia.

El trabajo continuará después con la sustitución sucesiva de los defectos por valores.

Hay que aprender a saber vivir y a extraer de cada experiencia la luz para comprender. La idea del bien y el mal nos polariza y engendra la duda, la duda lleva al miedo y el miedo nos lleva a la violencia hacia nosotros mismos y hacia los demás. Si la violencia es hacia nosotros, nos auto-lesionamos y a la larga enfermamos. Si la violencia es hacia los demás, nos convertimos en agresivos.

Tenemos que hablar de acciones perfectas e imperfectas y reconocer que tenemos valores. El decir, "no puedo" es falsa humildad que nos lleva al victimismo. Tenemos que decir "yo sé, yo puedo" y reconocer la imperfección de nuestras obras. Las intenciones no sirven para nada, sólo son útiles las acciones.

Por ejemplo, debo admitir que tengo ira. Si yo lo reconozco y comprendo, si abro el corazón, puedo actuar para perfeccionarme, y esto repercutirá en mi salud. ¿Quién tiene la capacidad de reconocer?: la conciencia.

Todo lo que tenemos dentro es lo que nos ayuda. Fuera de nosotros no nos ayuda nadie, nos engañamos cuando pensamos que lo que necesitamos está fuera. Hay que ser osados y situarse en la vertical: pensar, sentir y actuar y siempre en recuerdo de sí.

Cuando no hago algo que deseo hacer, me pierdo la experiencia y el conocer mis límites. Tenemos que salir de la jaula que nos aprisiona psicológicamente.

La verticalidad está en la búsqueda de la perfección en la acción. No poner suficiente conciencia en la acción nos lleva a tener que pagar las consecuencias. Las normas, códigos y leyes existen porque el hombre no busca la perfección. Si me sitúo en la vertical, no hay normas, ni códigos, ni leyes y salgo del sistema porque no las necesito, ya que me encuentro en recuerdo de sí.

TABLA DE AUTORECONOCIMIENTO (página 78)

La tabla de auto-reconocimiento nos ayuda a capturar y reconocer nuestros defectos psicológicos, para trabajar contra ellos en la acción.

En la tabla, cada tipo de personalidad va asociado a un planeta, el cual nos influye y ubica sobre el nivel del defecto psicológico respecto a la densidad. Así la Luna es el menos denso, hasta llegar a Plutón que es el más denso, y por tanto será el más difícil de trabajar; pero en contrapartida será el que nos dará más luz, porque cuanto más bajamos, más alto podemos subir. Hay una Ley universal que dice que para subir, primero se tiene que bajar.

Después de los planetas, una primera columna nos habla de la personalidad y su manifestación. Vamos a definirlas:

- Personalidad. Es un vehículo con una forma particular de comportamiento que permite seleccionar las impresiones que recibimos.
- Manifestación. Forma en que se expresa nuestra personalidad. Con la manifestación se muestra nuestra actitud, y podemos reconocer el defecto.
- El defecto psicológico es la energía de la experiencia no comprendida, cristalizada en nuestro espacio psicológico, donde se mueve ajeno a nuestra voluntad. El defecto es el fruto de la confusión generada por los códigos morales basados en el bien y en el mal. (Tema V) que nos polarizan. No nos interesa la polaridad, nos interesa la unidad que nos da la ética para desarrollar los valores. El defecto es el resultado de nosotros mismos durante el curso de nuestras existencias. La consecuencia del defecto es el sufrimiento inútil, la **enfermedad** y la muerte prematura. Los defectos los hemos creado nosotros, son nuestra sombra que necesita de la luz de la conciencia para comprenderlos, eliminarlos y así EXPANDIR la conciencia. De los defectos extraemos el

conocimiento y la sabiduría.

Dentro de cada persona existen miles de defectos, cada uno tiene su propia naturaleza y está supeditado a una característica. Tenemos siete defectos principales que se agrupan en base a lo que la religión llama los 7 pecados capitales (envidia, codicia, ira, orgullo, lujuria, pereza y gula). Los tres más importantes son la ira, la lujuria y la codicia, son los que hay que trabajar más, ya que nos tienen supeditados al mundo de la materia. Cada defecto tiene sus asociados.

-   Valor. Es la cristalización de la acción consciente en la búsqueda de la perfección para ir superando nuestros límites. El valor sustituye al defecto eliminado. Los valores aumentan el conocimiento adquirido (ver tema VI) y se van desarrollando con la mente-corazón-acción, trabajando en el mismo objetivo.
    La tabla nos indica que para sustituir un defecto tenemos que trabajar con el valor que le corresponde, así como con el elemento que activa este valor. También nos muestra que tenemos que evitar el elemento que activa el defecto.

Los DEFECTOS PSICOLÓGICOS Y VALORES más comunes en la fibromialgia y el s.f.c. En cada enfermedad predominan unos defectos específicos.

El orgullo
El orgullo es la excesiva valoración de nosotros mismos y de nuestros propios méritos, que hacen que nos sintamos superiores a los demás.

En la tabla de Autoreconocimiento veremos cómo la soberbia es activada por el desprecio.

El defecto de la soberbia se tiene que sustituir por el valor servicio, activado por la sencillez.

Al orgullo se asocian otros antivalores como:
-   La autoimportancia personal. La búsqueda del protagonismo y el reconocimiento. No debemos esperar el reconocimiento de los demás, ya que el amor es dar sin esperar nada a cambio.
-   La autovaloración. Sobrevaloramos nuestros actos

esperando el reconocimiento.
- La autosuficiencia. Nos planteamos retos que luego no realizamos.
- La arrogancia. Lleva a la predominancia sobre los demás.
- El complejo de inferioridad. Nos sentimos mal pagados.
- El delirio de grandeza. Queremos estar por encima de todos.
- La inseguridad. Tenemos una gran imagen de nosotros mismos e intentamos que los demás piensen lo mejor de nosotros. La inseguridad produce migrañas hemicraneales, que están relacionadas con al vesícula biliar y el hígado. También puede producir contracturas. Un niño no amamantado puede sentirse inseguro.
- La susceptibilidad. Creemos que todo lo que nos ocurre está dirigido contra nosotros.
- La competitividad. Buscamos cualquier ocasión para destacar, ser admirados o simplemente como reto contra nosotros mismos o para ocultar alguna debilidad o impotencia.

¿Cuál es el defecto que nos impide hacer el trabajo perfecto, dentro de nuestros límites? El orgullo, no aceptamos que nos corrijan. La humildad nos permite ver nuestros errores, dificultades, etc.
El humilde no gasta energía.

La ira
La ira es una forma de expresión desordenada en respuesta a una situación que no sabemos controlar. Es un defecto que se relaciona con todos los otros, le llaman el de las mil caras. Una palabra suave apacigua la ira. Los ataques de ira nos producen úlceras e incluso nos pueden desencadenar un infarto.
En la tabla de Autoreconocimiento, veremos que la ira es activada por el temor.
El defecto de la ira se tiene que sustituir por el valor orden que es activado por la osadía.
A la ira se le asocian otros defectos psicológicos o antivalores muy comunes, como por ejemplo:

- La impaciencia. Lo quiere ya.
- La obstinación. Nunca cambia de actitud.
- El odio. Deseo de hacer daño.
- La recriminación. Recuerda lo que le hicieron hace muchos años.
- El resentimiento. Nace de las expectativas que hemos puesto en los demás y que no se cumplen. Es producido por la frustración. Se elimina a través del perdón y del amor que da y no espera nada a cambio. El cáncer está relacionado con el resentimiento.
- El rencor. Resentimiento profundo, tenaz.
- La represión. Impone o impide la acción.
- La antipatía. Sentimiento de aversión, repulsión o desacuerdo hacia algo o alguien.
- La intolerancia. No respeta o considera las opiniones o acciones de los demás.

Cuando nos enfadamos, parece que no pasa nada, pero perdemos mucha energía que debería ser utilizada para nuestra propia existencia, para vivir. La energía de la ira es una energía perversa, ya que sale para desbordarse fuera de los canales o meridianos de energía.

Si no nos enfadamos, si ya no tenemos esas conversaciones internas que nos generan preocupaciones, que a la vez nos producen alteraciones biológicas, ya no enfermaremos. O puede que nuestras enfermedades sean más leves. Detrás de toda enfermedad hay uno o varios defectos que están continuamente gastando grandes cantidades de energía, necesaria para la vida. En realidad la enfermedad no es más ni menos que la manifestación física de los defectos.

Si reconocemos la ira y la comprendemos, la podemos trabajar hasta su eliminación. Por qué: ¿de qué nos sirve no reconocernos imperfectos y además creernos buenos? De nada, siempre estaremos en el mismo punto, no evolucionaremos.

TABLA DEL AUTORECONOCIMIENTO

PLANETA	PERSONALIDAD	MANIFESTACIÓN	DEFECTO	ACTIVA EL DEFECTO	VALOR	ACTIVA EL VALOR
0.TIERRA	EGOISMO	IGNORANCIA	IDENTIFICACIÓN	FANATISMO	RECONOCIMIENTO	INQUIETUD
1.LUNA	COMODIDAD	INERCIA	PEREZA	MECANICIDAD	DILIGENCIA	INICIATIVA
2.MERCURIO	AMBICIÓN	DESEO	CODICIA	OBSESIÓN	GENEROSIDAD	ALTRUISMO
3.VENUS	PROMISCUIDAD	ABUSO	LUJURIA	PASIÓN	MESURA	TRANSUBLIMACIÓN
4.SOL	ORGULLO	ARROGANCIA	SOBERBIA	DESPRECIO	SERVICIO	SENCILLEZ
5.MARTE	VIOLENCIA	COBARDÍA	IRA	TEMOR	ORDEN	OSADÍA
6.JÚPITER	TIRANÍA	POSESIÓN	GULA	CARENCIA	JUSTICIA	TEMPLANZA
7.SATURNO	CORRUPCIÓN	MENTIRA	ENVIDIA	INSATISFACCIÓN	VERDAD	NOBLEZA
8. URANO						
9. NEPTUNO	DESTRUCCIÓN	ASESINATO	TRAICIÓN	ADULTERACIÓN	FIDELIDAD	INTEGRIDAD
10.PLUTÓN						

V
ÉTICA Y MORAL

Vamos a mostrar la gran diferencia entre estos dos conceptos que siempre se confunden. El sistema se organiza bajo culturas que unifican a los individuos mediante una misma lengua, costumbres y métodos. Para su funcionamiento se imponen unas reglas, códigos y leyes que delimitan y condicionan el comportamiento del ser humano dando como resultado una moral.

La moral está basada en las costumbres y cambia en función de la época, del lugar y de la religión. Lo que es moral en un lugar, con el paso del tiempo deja de serlo. Lo que es moral en un país, en otro es inmoral.

La moral para el individuo carece de verdadero rigor consciente, polariza nuestra mente en los extremos del bien y del mal, genera defectos psicológicos y nos roba energía.

El sistema asocia la ética a la moral. Si buscamos en un diccionario el significado de estas dos palabras, veremos que no hay diferencia entre ellas, pero nada tienen que ver. La ética no atiende a valorizaciones de bueno o malo, ya que "es", "ha sido" y "será", es atemporal y universal.

La ética se puede definir como: **LA ACCIÓN PERFECTA, EN EL MOMENTO JUSTO Y EN EL LUGAR ADECUADO**. Se define desde la unidad, nunca desde la polaridad, y se fundamenta en los valores del Ser. La conciencia humana necesita asumir la ética, y ésta ha de ser la base del desarrollo de la conciencia individual y también de la conciencia colectiva.

Cuando uno pone en funcionamiento el recuerdo de sí mismo y se auto-observa, conoce su manera de pensar, sentir y obrar y por tanto conoce las consecuencias de sus actos, en él y en su entorno, con independencia del bien y del mal, lugar, época y circunstancias que le hayan tocado vivir.

La vida, al ser vivida por la inmensa mayoría de seres humanos sin ética, transcurre sin estado de conciencia y solo es útil al sistema convirtiendo a los individuos en esclavos psicológicos supeditados a los conceptos del bien y del mal y a los intereses del propio sistema.

Los distintos sistemas culturales, ideológicos, religiosos, morales, etc, nos han dividido internamente en el bien y en el mal, manipulados en base a intereses egoístas y personales de unos pocos, en función del momento y del lugar.

La división del bien y del mal crea duda y confusión, la duda genera inseguridad y ésta genera miedo, que conduce a la violencia, expresada o reprimida; si ésta es expresada recae sobre el entorno, provocando dolor y sufrimiento; si se reprime, termina muchas veces en autodestrucción inconsciente, que se expresa a través de diferentes síntomas, enfermedades y sufrimiento.

El bien y el mal son subjetivos porque lo que es bueno para uno, no lo es para otro y lo que hoy es bueno, no lo es mañana. No hay que ver las cosas como buenas o malas, sino ver las cosas en si mismas, analizando si nos convienen o no y haciéndolas lo más perfectas posible.

El bien y el mal como tal no existen, las cosas no son ni buenas ni malas, son y en función de lo que son me interesan o no me interesan, miradas desde: **LO QUE NO QUIERAS PARA TI, NO LO QUIERAS PARA LOS DEMÁS**. Así entramos en el terreno de la ética.

El sufrimiento no ha de ser la medida de la felicidad. Pensamos que cuando no sufrimos somos felices, y la felicidad no es la ausencia de sufrimiento, es una consecuencia o atributo de la ética, es un encuentro con los valores del Ser.

Los valores del Ser se basan en la comprensión y en el autoconocimiento. Para superar la enfermedad tendremos que desarrollar los valores que nos faltan.

Hemos de saber qué es lo que nos sobra y qué es lo que nos falta, entrando así en un terreno reflexivo, comprensivo y de autodescubrimiento. Para ello nos ayudará la Tabla de auto-reconocimiento del tema anterior.

- Nos sobra: los comportamientos mecánicos y los defectos psicológicos.
- Nos falta: sustituir los defectos por los valores y trabajar para llegar a individualizarnos.

El sistema unifica a los individuos, el conocimiento los individualiza y los enseña a vivir.

En nuestra cultura nos programan en función de un sistema, pero pocas veces nos dicen que hay que mirar hacia dentro. El auto-conocimiento nos llevará a mirar hacia dentro, a conocer y comprender nuestras reacciones internas, nuestro espacio psicológico, nuestra naturaleza interior.

Las creencias pertenecen a las religiones. Los creyentes son esclavos de las creencias. El conocimiento va más allá del creer para acercarnos a la verdad. La verdad está en la propia experiencia vivida y comprendida.

El conocimiento nos dará los instrumentos para aprender a vivir sin sufrimiento.

La vida es abrir las puertas de la conciencia para extraer la sabiduría de nuestras propias experiencias a lo largo de millones de años. Todo lo que hemos sido capaces de comprender ha quedado almacenado en la memoria consciente y no se pierde jamás. La vida es para aprender; el que no aprende tiene que repetir.

Lo más importante del mundo es uno mismo. Su conciencia, que es lo único que no se pierde, es eterna, lo demás es perecedero. La conciencia ve la vida de forma natural.

La comprensión elimina el sufrimiento y me acerca a la verdad.

Esto significa ver la vida desde un punto de vista diferente. La vida es la misma, pero ante ella podemos cambiar nuestra actitud.

VI
SER Y SABER

Conocimiento prestado y conocimiento adquirido

Hemos dividido el mundo en dos aspectos y los hemos separado, los hemos desvinculado. Estos dos aspectos son la materia y el espíritu, que son lo mismo, son los dos extremos de una misma unidad.

La ciencia sin el espíritu está muerta y el espíritu sin la ciencia también.

El ser es el espíritu, y el saber es la ciencia. El ser y el saber tienen que ir unidos. La unificación de estas dos fuerzas nos da el conocimiento y la sabiduría.

Ser y saber son dos conceptos sencillos que debemos conocer:

Ser

"Ser" es lo que uno es. Es lo que se es aquí y en los mundos internos, más la experiencia, más los valores. El valor es la capacidad de ejecutar una acción en la perfección.

Los valores no son lo mismo que las virtudes; éstas últimas son buenas o malas, pertenecen al mundo de la dualidad, son utilizadas por la mente.

El valor es siempre perfecto, está implícito en el Ser. Se manifiesta de forma natural a través de la conciencia.

Son valores: el reconocimiento, la diligencia, la generosidad, la mesura, el servicio, el orden, la justicia, la verdad, la fidelidad, etc.

Los valores más elevados son la verdad, el orden y la equidad. Hay diferentes niveles de Ser, ya que los valores se van desarrollando vida tras vida. Y estos niveles se heredan; lo que aumentamos en esta vida, lo llevamos a la siguiente; lo que perdemos, en la otra ya no lo tendremos.

Saber

"La verdadera sabiduría está en reconocer la propia ignorancia" SÓCRATES.

El "saber" está relacionado con la cultura, con nuestros

conocimientos.

Se puede saber mucho pero no tener valores. El saber no sirve para adquirir conocimiento interior, ni para desarrollar los valores.

El Ser y el Saber han de ir juntos para poder caminar en el sendero del auto-conocimiento. El Ser y el Saber constituyen las bases del auto-conocimiento, y deben estar en equilibrio para desarrollarse.

- Con gran nivel de Ser y sin Saber nos encontramos con los "Santos tontos", ya que no saben desenvolverse en el mundo. El mundo se burla de ellos.

- Con gran nivel de Saber, pero sin un nivel de Ser adecuado, se convierten en personas que no consideran nada que no sea palpable. Necesitan constatar todo con los cinco sentidos.

En el momento que unimos Ser y Saber llegamos a la comprensión.

A través del intelecto (saber) podemos relacionar, hacernos preguntas, formar opiniones, pero no llegar a comprender, porque la comprensión no tiene nada que ver con la mente, está relacionada con el corazón, pero necesita de la información del saber.

Debemos ser capaces de unir de forma armónica la mente con el corazón.

Hay que aprender a sentir con la mente y pensar con el corazón para llegar al equilibrio.

He de conocer mi microcosmos y profundizar en él, para llegar a comprender el macrocosmos. No puedo conocer nada fuera que no conozca previamente dentro. Puedo conocer todo el universo, conociéndome a mí mismo.
¿Qué es lo que debo conocer?

- Mis actitudes
- Mis reacciones
- Mis sentimientos
- Mi naturaleza interior…

Cuando me encuentre a mí mismo, cuando entienda

porque río, porque lloro… entonces comprenderé.

Podemos observar una reacción que ocurre en un momento determinado, pero esto no es el autoconocimiento. El auto-conocimiento es ir más allá, llegar al origen, a su causa, a su raíz y alcanzar la comprensión de fondo. Es un viaje maravilloso que no tiene fin. El camino es la comprensión, no el sufrimiento como en la religión.

No podemos vivir fuera del entorno, de los demás. No es la solución separarnos de la humanidad, porque nos separaríamos del corazón. No es un concepto de sentimentalismo, sino de amor.

Yo he de buscar a mi propio Ser en el fondo de mi conciencia, él es quién me va a dar fuerza, amor y sabiduría. Sólo a través de mi búsqueda interior, puedo encontrar a mi Ser.

Conocimiento prestado

En nuestra mente tenemos ya un programa establecido, basado en conceptos predeterminados, en ideas preconcebidas, en leyes subjetivas, en la moral, en lo que nos dicen los refranes, etc. Este programa nos hace vivir llevando el pasado hacia el futuro y no vivimos el presente, vivimos frustrados porque no experimentamos la realidad. No se trata de eliminarlo, el mundo funciona con el conocimiento prestado, de generación en generación.

Pero mientras yo viva de la descripción que se me ha hecho de mí mismo, nunca podré saber quién soy, ni por qué estoy en este mundo, ni hacia donde voy, jamás. Tampoco sabré ahora por qué estoy enfermo, ya que no me auto-conoceré ni comprenderé la enfermedad.

El conocimiento prestado queda almacenado en la memoria temporal y se pierde.

Conocimiento adquirido

Vamos a llegar al conocimiento adquirido a través de la experiencia vivida y comprendida, que nos permitirá descubrir la causa de nuestra existencia.

En el conocimiento adquirido interviene la conciencia, entrando en actividad y para ella no existe el tiempo ya que es, ha sido y será y nos sitúa en el presente.

Ella hace luz en nosotros durante la acción, permitiendo así recordar la experiencia, guardarla en los valores del

Ser y almacenarla en la memoria atemporal que no se pierde.

Por esto la expansión de la conciencia es tan importante, nos ayuda a modificar las circunstancias de la vida para poder dirigirla. Nos hace libres.

Relación entre conocimiento prestado-conocimiento adquirido

El conocimiento adquirido es el conocimiento del Ser, que necesita su complementario y opuesto, que es el conocimiento prestado o saber.

El saber es la vida, sin ella no hay saber.

Hemos de hacer de la vida una escuela donde los valores del Ser tienen que expresarse.

En la combinación de los valores del Ser y el saber, que es la vida, es donde adquirimos la sabiduría y el conocimiento adquirido.

El conocimiento prestado sin el conocimiento adquirido, nos aleja del Ser.

El **saber** está perfectamente representado en la **mente**, y el **Ser** en el instrumento que nos da la vida, el **corazón**.

La combinación perfecta entre la mente y el corazón, nos llega a la comprensión, y ésta a su vez, a la sabiduría.

La perfecta combinación de la mente, el corazón y la acción, que es la vida, nos llevará a la síntesis del auto-conocimiento, que es el Ser. Y descubrir el Ser está exento de sufrimiento, es una aventura.

El **Ser** está dentro de uno mismo, y sin alegría no se puede conocer, porque la alegría abre el corazón. El sufrimiento lo cierra, por lo tanto hemos de eliminar las causas del sufrimiento. El sufrimiento no comprendido, en nuestro caso la enfermedad, se convierte en dolor, y el dolor en odio y resentimiento, contra todos y contra a uno mismo.

Hay que aprender a quererse y a perdonarse a sí mismo antes de perdonar a los demás.

Venimos a experimentar la vida, no a base de sufrimiento, sino en base al conocimiento, que nos dará la alegría y la felicidad.

Saber (mente) + Ser (corazón) = Comprensión → Sabiduría

VII
LA ENFERMEDAD
MUNDO INTERIOR-MUNDO EXTERIOR

El binomio, mundo interior-mundo exterior, también lo podríamos traducir por mundo espiritual-mundo material.

"Nuestro mundo exterior es un fiel reflejo de nuestro mundo interior" (Ley de la correspondencia).

Todo lo que pasa en el mundo externo como por ejemplo el cambio climático, las guerras, las crisis, las enfermedades,..., antes ya ha sucedido internamente en forma de incomprensión, conflicto, tensión, odio, envidia... porque recogemos lo que sembramos en nuestro mundo interno para proyectarlo al mundo externo.

Hemos de saber llevar el equilibrio entre estos dos mundos, y todo tiene que fluir. Esto es difícil, se necesita mucha comprensión. Hay que saber disfrutar del mundo material y al mismo tiempo disfrutar del desarrollo de nuestro mundo espiritual. No podemos caer en el error de apartarnos del mundo exterior o material, ya que éste es la materia prima que necesitamos para nuestro desarrollo espiritual. Nos apartaríamos del corazón.

Tan real es el mundo interior como el mundo exterior.

- En mi mundo interior: siento, pienso, me emociono, tengo preocupaciones, inquietudes, sueños, deseos, anhelos, miedos, ansiedades... También tengo voluntad, entendimiento, comprensión, intuición... Dentro de mí, se mueven unas energías físicas (circulación, digestión, respiración...), psicológicas (con mi forma particular de pensar) y motoras (como la energía para el movimiento).
- En mi mundo exterior, percibido a través de los cinco sentidos, puedo ver, sentir, oler, tocar, gustar... También recibir información intelectual o emocional, relacionarme con las personas, trabajar, viajar, vivir la experiencia de la vida, etc.

La mayoría de nosotros solamente damos importancia al mundo exterior, y buscamos el sentido de nuestras vidas en el trabajo que realizamos, olvidándonos de nosotros mismos. Hemos perdido el recuerdo de sí, debemos reprogramarlo en nuestra naturaleza instintiva, para poder liberar nuestra conciencia, atrapada en los defectos.

Los cambios en nuestro mundo exterior vienen a consecuencia de las transformaciones en nuestro mundo interior. La transformación solo es posible a través del auto-conocimiento y la comprensión.

MUNDO INTERIOR	MUNDO EXTERIOR (sistema)
Causa de la enfermedad	Causa de la enfermedad
-Es algo propio, forma parte de nosotros. No viene de fuera, viene de dentro.	-Es algo externo, viene de fuera.
-La gestamos nosotros. No hay culpables, ni nosotros ni nadie.	-Hay culpables. Los otros, la genética, virus, bacterias...
-Mala gestión de pensamientos y emociones y acciones y defectos	-No saben la causa de al enfermedad
-Impresiones no comprendidas: represioón en la infancia → obediencia y sumisión impuesta.	-Impresiones de la vida sin saber trascender. Sin llevarlas a la conciencia.
Qué representa para nosotros	Qué representa para el sistema
-La enfermedad es una maestra que hace posible el aprendizaje, la comprensión y la evolución.	-Es un enemigo contra el que hay que luchar. Rechazo. No aceptación.
Cambios en nuestra vida	Cambios en la vida
-Nueva etapa dirigida por nosotros, simplificada y sin estrés.	-La misma vida de siempre dirigida por el entorno y el sistema.
-La esperanza de superación	-La desesperanza y acostumbrarse a convivir con el dolor y el sufrimiento.
-Decir NO sin sentirse culpable	-Dicen "sí" cuando hay que decir NO.

-Alienar las 3 fuerzas: Pensar, Sentir y Actuar. Cristalizar lo pensado y lo sentido.	-Continuar con la disfunción. Pensar, Sentir → NO actuar o actuar sin alinear.
-Aprender a desaprender e ir hacia la perfección (unidad)	-Seguir con los viejos patrones de conducta. Bueno – Malo (Dualidad)
Medicina holística	**Medicina alopática**
-Integración entre la parte física, psicoemocional y espiritual	-Sólo la parte física con sus síntomas.
-Es nuestro cuerpo que alerta que hay una disfunción entre Pensar – Sentir y Actuar.	-Desconocimiento de la poderosa energía del pensamiento y de la emoción.
-MENSAJE: Se puede superar	-MENSAJE: Es crónica
Energía -Fuerza que sostiene la vida	**Energía** -No somos energía
-Se recupera alineando el pensar, sentir y actuar	-Se recupera sólo descansando y con medicación
-Se recupera dejando paulatinamente los medicamentos de síntesis.	
-Se recupera con la alimentación biológica adecuada.	
Frente a la enfermedad	**Frente a la enfermedad**
-Somos activos, nos implicamos y dirigimos la superación	-Son pasivos. Esperan que les curen.
-Dejamos de ser víctimas para responsabilizarnos	-Continúan con el victimismo
-Aceptamos cambios en nuestra vida	-No aceptan ningún cambio
Nuevo paradigma	**Antiguo paradigma**
-Conocimiento adquirido a través de nuestra experiencia vivida y comprendida. Es nuestra verdad.	-Conocimiento prestado a través de la escuela, universidad, sistema...
-Nosotros decimos "sabemos".	-Ellos: "dicen que..." (sin opinión propia)
-Hay otras verdades	-No hay más verdades
-Ampliación y remodelación de nuestra estructura psicológica	-Estructura psicológica sin cambios porque no los acepta.
-No somos víctima de las enfermedades si aceptamos los cambios	-Son víctimas de las enfermedades. No están dispuestos a hacer cambios.

Hacia el interior	Hacia el exterior
-Silencio	-Ruido
-Respiración abdominal	-Respiración incompleta
-Relajación	-Estrés
-Visualización	-Mirar hacia afuera
-Meditación	-Mente inquieta
-Autoconocimiento	-Desconocimiento de su potencial de autocuración
-Aquí y ahora	-El pasado y el futuro
-Calma y serenidad	-Ansiedad
-Atención, autoobservación y recuero de sí. Clave de S.O.L	-Identificación con lo externo y olvido de sí mismo.

Pasos para la superación

- **MENTE:** entender la enfermedad (atención). Auto-conocimiento.
- **CORAZÓN:** comprenderla (recuerdo de sí). Meditación.
- **ACCIÓN:** actuar para eliminar las causas y hacer cambios para recuperar la salud (auto-observación). Cambio de hábitos especialmente el de la alimentación.

Superación	Superación: NO ES POSIBLE
-COMPRENSIÓN de la enfermedad, la información la pasamos de la mente al corazón: amor consciente, perdón, reconciliación, agradecimiento, Meditación.	- No hay superación, hay paliación. Medicación cada vez más fuerte; medicación mediante infiltración; medicación con parches de morfina; Rizolisis: quemar la cabeza de los nervios. Anestesiar periódicamente.

	Extirpar huesos.
-Aprender a quererse con conciencia	
-Conciencia es la capacidad de reconocer y reconocerse. Es el camino que va de la enfermedad a la salud. Autoconocimiento.	
Terapias Energéticas	**No creen en las terapias energéticas**
-Alimentos con cuerpo etérico o de energía.	-Fisioterapia: aparatos eléctricos que crean campos electromagnéticos y producen microcontracturas.
-Acupuntura, Shiatsu (digitopuntura), Reflexoterapia, Homeopatía, Flores de Bach, Medicina Holística en general.	-Estiramientos sobre la musculatura contracturada. No funciona → Más dolor
-Terapia Neural	-Masaje de amasar → Contracturas posteriores, más dolor

VIII

LA TRANSFORMACIÓN DE LAS IMPRESIONES

La impresión es un estímulo sobre nuestra condición, que se introduce en nosotros a través del plexo solar y de los cinco sentidos.

Para mejorar nuestra condición, hemos de poner conciencia en el viaje que realiza la impresión.

Cada impresión que recibimos entra primero por el plexo solar, pasa a la mente (pensamiento), se identifica con el arquetipo, después pasa por el corazón (emoción) y por último nos lleva a la acción.

Las impresiones nos tienen que llegar a la conciencia para poder mejorar nuestra condición (la conciencia es la capacidad de autoreconocerse y reconocer, es portadora de luz propia).

Cuando la impresión llega a la mente, nosotros tenemos que dirigir la impresión; para ello tenemos que usar la atención y eso se hace sin esfuerzo e instantáneamente cuando interviene la conciencia.

Después la impresión, en su segundo paso, llega al corazón; nosotros tenemos que sentir la impresión, para ello es necesario el recuerdo de sí para poderla comprender.

Por último, la impresión comprendida nos lleva a la acción y para ello necesitaremos de la autoobservación para ver el resultado de la acción en nosotros y en los demás y las consecuencias de nuestros actos.

Hay impresiones que se estancan, a esto se le llama reacción mecánica. Por ejemplo, la impresión insulto puede quedarse en la mente y no continuar su proceso, porque se reacciona mecánicamente con un enfado, cuando no estamos conscientes. La impresión puede pasar de la mente a la emoción y sentir mucha mucha rabia porque no estamos conscientes.

La impresión puede que pase por la mente y la emoción, hasta llegar a la acción, pero si no hay conciencia, la acción puede ser una agresión mecánica (una bofetada, por ejemplo).

Cuando la impresión es muy fuerte, activa la conciencia; pero en la gran mayoría de los casos sólo eso y sin continuidad.

¿Qué es lo que impide que las impresiones lleguen a la conciencia? Son los defectos (pereza, codicia, lujuria, soberbia, ira, gula y envidia).

Si la impresión llega a la conciencia, no se pierde jamás porque ha pasado por el entendimiento, por la compresión y se llega a la acción con la máxima perfección para quedar almacenada en la conciencia. Ejemplo:

Si nos insultan, tenemos la impresión insulto, con una reacción inconsciente o consciente:

MENTE Atención	
INCONSCIENTE	CONSCIENTE
- Pensamientos mecánicos.	- Pensamientos voluntarios
- Me indentifico (me ciego)	- No me identifico
- No entiendo ni trato de entender	- Trato de entender

CORAZÓN Recuerdo de sí	
- Sentimientos	- No hay sentimentalismos, hay emociones.
- Me apego al sentimiento de enfado, ansiedad	- Me doy cuenta, capturo
- No comprendo	- Comprendo

En la fibromialgia, muchas veces la impresión se queda en el corazón.

No hay continuidad hacia la acción.

ACCIÓN Autoobservación	
- IRA-discusión, pelea	-Hay autocontrol

Hemos visto cómo podemos reaccionar frente a la ira. El

otro defecto que acompaña a la ira en la fibromialgia es la soberbia, que nos lleva al desprecio. El servicio y la sencillez nos ayudan a superarla.

¿Cuál es el defecto que nos impide hacer el trabajo bien hecho? Es la soberbia, que no acepta que nos corrijan. El valor de la humildad nos permite ver nuestros errores, nuestras dificultades... El humilde no gasta energía. Darse cuenta es el principio del cambio, pero primero hemos de comprender.

IX

ACTITUD

Con el autonocimiento veremos la vida desde un punto de vista diferente, ya que hemos cambiado nuestra actitud ante ella.

Cambio de actitud frente a la enfermedad

Hemos de pasar de sentirnos víctimas a responsables de la enfermedad.

De ser pasivos a ser activos y empezar a hacer cambios internos y externos. Sin esperar que nos curen.

Cambio de relación con el entorno

Con la atención, la autoobservación y el recuerdo de sí tendremos las herramientas para alinear nuestro pensar, sentir, actuar y cambiar de actitud con las personas más próximas, que en definitiva son nuestros maestros. Ellos nos dan las pautas de lo que tenemos que aprender y trabajar.

1. ¿Qué actitud tengo con el marido/mujer?
2. ¿Qué actitud tengo con los hijos?
3. ¿Qué actitud tengo con los compañeros de trabajo?
4. ¿Qué actitud tengo con los amigos o personas que me caen bien?
5. ¿Qué actitud tengo con las personas que me caen mal?

Nuestra actitud cambia cuando estamos con personas distintas. Nosotros actuamos de distinta forma dependiendo de quién tenemos delante. Somos los mismos, pero reaccionamos de forma completamente distinta.

1) **El marido / la mujer**
   Es la persona que permanentemente nos hará trabajar más. Es nuestra gimnasia psicológica más

importante. Las personas con fibromialgia estamos acostumbradas a dejarnos mandar, pero de vez en cuando explotamos creando situaciones conflictivas que nos generan un consumo de energía que tenemos que evitar. El camino es largo pero tenemos que empezar practicando el "NO" sin sentirnos culpables, perdiendo el miedo al conflicto. El miedo es nuestro peor enemigo, ya que nos paraliza. Es una emoción que se muestra con una actitud corporal que se caracteriza por:

– *sensación:* músculos tensos, corazón acelerado, boca seca, aumento del sudor, palpitaciones en la cabeza...
– *Respiración:* rápida e irregular.
– *Postura:* cuello y espalda rígidos.

Si pensamos, sentimos y actuamos de una forma alineada, evitaremos los conflictos y nos daremos cuenta que todo es más fácil de lo que pensábamos, porque simplificaremos nuestra vida y la de los demás. Es mejor hacer lo que deseo, que protestar haciendo lo que no deseo. De esta manera no acumulo tensiones musculares y ahorro ingentes cantidades de energía. Esto me produce bienestar, que puede hacerme la vida más agradable y también al entorno, en este caso mi relación con la pareja. He de enfrentarme a mis limitaciones y a las limitaciones impuestas por mi pareja.

2) Los hijos

La relación con los hijos nos hace sentir como poseedores de la responsabilidad de lo que ellos viven. Así nos convertimos en sus controladores y asumimos un papel que no nos corresponde. Las dificultades que ellos tienen se convierten en nuestras dificultades y somos nosotros quienes tenemos que resolver todos sus conflictos. Los hijos, en esta situación, no se hacen responsables ya que no los dejamos crecer. Este control llega a su máximo potencial, por ejemplo, cuando el hijo no llega a la hora establecida. Es en estos instantes cuando tenemos que estar atentos a nuestra actitud corporal, en los momentos que pensamos en pérdidas o posibles daños como en los accidentes, etc.

- *Sensación:* vacío en la boca del estómago. El cuerpo pesa, está inquieto y débil.
- *Respiración:* espasmódica, suspiros, hipo.
- *Postura:* contraída, encorvada.

Si vivimos en esta situación es conveniente sustituir los pensamientos negativos por positivos, mejorando nuestra condición. Para ello sólo es necesario un acto de poder: ¡Todo está bien!

Todos aprendemos y enseñamos al mismo tiempo. Por este motivo, es conveniente mantener una actitud receptiva de nuestro entorno. Nuestros hijos también son nuestros maestros, de ellos también aprendemos, tenemos que estar atentos.

3) **Los compañeros de trabajo**
En el trabajo podemos también aprender de nuestros compañeros, ya que en el ámbito laboral también se generan conflictos, como por ejemplo situaciones que creemos injustas que pueden ocasionar ira en nosostrs:

- *Sensación:* cuerpo tenso, presión en el pecho, puños apretados, ensanchamiento de los orificios nasales.
- *Respiración:* inhalación poco profunda, exhalación fuerte.
- *Postura:* cuello y espalda rígidos.

Estos conflictos son para nosotros lecciones de vida, los compañeros son nuestro espejo.

4) **Los amigos y personas que me caen bien**
Nuestra actitud es de distensión, de comodidad, de bienestar...

Si queremos comunicar es mejor primero escuchar a nuestro interlocutor, ya que crearemos un clima de mayor confianza. También hemos de procurar no vaciar todo lo negativo que hay en nosotros, sino mostrar también que en nuestra vida hay cosas agradables.

Cuando estamos enfermos nos gusta hablar de nosotros, pero con ello no mejoramos nuestra condición, más bien la empeoramos y perdemos energía. Es mejor intercomunicar con el amigo, a fin de llenarse de aspectos que distraigan y aumenten el bienestar general, tanto para ellos como para nosotros.

¿Qué sentimos en esas situaciones? Alegría.

- *Sensación:* músculos relajados, sensación de calidez en el corazón, manos abiertas, sensación de energía.
- *Respiración:* profunda, regular, suave.
- *Postura:* relajada, hombros no contraídos, espalda recta y cómoda, el cuello flota sobre la columna.

5) **Las personas que nos caen mal**

Estas personas despertarán en nosotros la ira en más o menos grado; ellas también son útiles en nuestro aprendizaje.

Los verdaderos maestros son aquellos que nos ponen a prueba y vienen "disfrazados" de marido, hijos, padres, jefes, amigos y enemigos. Son aquellos que nos traen problemas, que serán las lecciones que tenemos que aprender. Son ellos los que vienen a recordarnos que tenemos ciertos defectos psicológicos que tenemos que eliminar.

Esta idea es difícil de asimilar porque es más fácil encontrar al "culpable" fuera de nosotros. El culpable no está fuera ni dentro de ti. Sólo tienes que sentirte responsable, saber que algunas pautas de pensamiento erróneo te están llevando a elegir mal. Una vez que cambies tus pensamientos... cambiarás tu vida.

No puedes cambiar a los demás, pero sí puedes cambiarte a ti mismo y con ello mejorará tu entorno.

Resumiendo, nuestro cuerpo nos avisa con sus sensaciones, tipo de respiración y postura corporal, de la relación que tenemos con las personas que nos rodean.

Si estamos con atención, recuerdo de sí y autoobservación, tendremos los datos necesarios para reorientar y cambiar la falsa "sumisión y obediencia" que han caracterizado nuestra vida, por la responsabilidad de dirigirla hacia la salud y la libertad.

X

LEYES RELACIONADAS CON LA

ENFERMEDAD

Ley de la medicina
Ley de la causa y el efecto
Ley del péndulo
Ley de la compensación

LEY DE LA MEDICINA

La ignorancia de las causas de la enfermedad hace que dependamos de los médicos para curarnos. Si supiéramos que las causas se gestan en nuestros actos, todo sería más fácil.

A veces parece que nos curan de algo, ya que desaparecen los síntomas pero después vuelve a manifestarse en otro trastorno o enfermedad porque desconocen o desconocemos las causas.

Otras veces hay curaciones, pero ¿a qué precio? Cuando la medicina interviene en la prolongación de la vida, en esta vida se consumen dos. La medicina, por ejemplo, ha prolongado veinte años de esta vida, pero ha sido a costa de perder la siguiente vida. Por esto decimos que se paga un precio muy alto. Las intervenciones genéticas pueden cortar el gen de un cáncer implícito, pero este cáncer que ya no padeces se manifestará de otra forma por la ley de causa y efecto.

Falta desarrollo espiritual para reconocer nuestros defectos psicológicos. La causa de la enfermedad es el desconocimiento. Se erradica cuando se conocen los defectos que la han gestado. En el caso de la fibromialgia, los defectos son el orgullo y la ira. La fibromialgia es la enfermedad de las emociones. Las mujeres vibran con las emociones negativas; los pensamientos repetitivos que crean estas emociones producen un desgaste continuo de energía. Las personas con fibromialgia consumen más energía que la que asimilan a través de los alimentos y otros medios. El conocimiento de las causas nos llevará a trabajar con los defectos y con las emociones que bloquean el fluir de la energía hacia la acción. Hay que transformar la emoción negativa en algo útil y llevarlo al centro, a la realidad.

Pesimismo: NO
Optimismo: NO
Nos interesa: LA REALIDAD

La emoción contenida, no expresada, acaba por convertirse en dolor.

El dolor se transforma en amor con la conciencia. Donde hay amor, no hay dolor.

Donde hay dolor, no hay amor.

La medicina actual ha avanzado en cirugía y en la tecnología de las pruebas, pero tiene cantidad de enfermedades que no puede resolver, como la fibromialgia y el s.f.c.

Tiene también un gran problema con los gérmenes, ya que no sabe qué química usar, porque cada vez son más resistentes y se ha llegado al techo.

Otro problema sin resolver es el de los efectos colaterales o secundarios de los medicamentos, que en algunos casos llegan a producir la muerte.

La medicina no sabe que cuando la enfermedad llega al cuerpo físico, antes ya ha pasado por los otros vehículos (mental, emocional, etérico o de energía vital). Antes de curar el cuerpo, tenemos que curar el alma activando la conciencia.

La medicina desconoce que sus intervenciones tienen siempre unas consecuencias y estas consecuencias están regidas por leyes.

LEY DE LA CAUSA Y EL EFECTO

Vivimos en un universo ordenado, en el cual todo sucede por una razón. No hay accidentes ni casualidades. Recogemos lo que sembramos, sean pensamientos o actos. Somos dueños de nuestros pensamientos, emociones y acciones, por tanto, nosotros marcamos nuestro destino.

Todo lo que pensamos, hacemos o decimos (causa) tiene una consecuencia (efecto) que está ligada a la causa, ya que tienen su misma naturaleza. Todo vuelve como si fuera un boomerang.

Somos responsables de las consecuencias de nuestros actos.

– Todo lo que haces se te devuelve.

96

- Todo lo que das, se te devuelve diez veces su valor.
- Todo lo que robas, se te exigirá diez veces su valor.

Es la Ley del Haber y el Deber.

Todos tenemos lo que nos merecemos. Ventajas, alegrías, pero también sufrimientos, enfermedad, dolor... Hemos vivido muchas vidas y hemos pasado por todo. Situaciones injustas, situaciones ventajosas. Todo lo merecemos. El conocimiento (auto-conocimiento) nos quita el sufrimiento y el dolor porque nos lleva a la comprensión.

El Debe se puede limpiar o modificar. Cada uno es hijo de sus obras. Somos emisores y receptores de las energías que nos rodean, de las que nos llegan y de las que enviamos. Por tanto, la causa del desequilibrio se encuentra en nosotros. Por suerte, la enfermedad es la medicina del alma, ya que nos permite, si hay compresión, un cambio psicológico. Es un estímulo para el desarrollo de la conciencia. Si la vida se plantea desde otra perspectiva, la conciencia toma nota de la experiencia y transforma la vida.

La enfermedad es un punto de inflexión; la compresión de lo que estamos viviendo es lo más importante.

Es mejor no quejarse; si vivimos asumiendo nuestra situación, estamos pagando deudas. No culpar a los otros ni al entorno y mirar de comprender cuál has sido la causa. Preguntarse: ¿Qué pienso? ¿Qué siento? ¿Qué hago? Y seguidamente: ¿En qué me equivoco? ¿Cómo me relaciono con los demás? ¿Conmigo mismo? ¿Y con el medio?

De la misma manera que hemos generado las causas para estar enfermo, uno puede generar nuevas circunstancias para sanarse. Si hay reflexión, comprensión, esfuerzo y hacemos un acto de poder, nuestras vidas pueden cambiar de condición y de dirección. A veces una pequeña decisión puede ser de gran importancia para ir hacia la Salud.

Resumiendo: Aquello que tú comprendes, ya no se repetirá. En nuestro caso es la enfermedad de la fibromialgia y s.f.c.

LEY DEL PÉNDULO

Es la alternancia cíclica de los fenómenos opuestos.

De igual manera que lo hace el péndulo, si en la vida nos vamos a un extremo, nos vemos forzados a ir al extremo opuesto para encontrar finalmente el equilibrio.

- El exceso de trabajo nos deja extenuados y nos lleva al otro extremo, al reposo total, por agotamiento.
- El exceso de comer nos lleva al otro extremo, al ayuno, para poder recuperarnos.

Los excesos cansan mucho y gastan mucha energía.

Podemos caer en muchos excesos, todos ellos pueden llevarnos a la enfermedad de la fibromialgia y s.f.c o a cualquier otra patología.

LEY DE LA COMPENSACIÓN

Esta ley también busca el equilibrio. Es el equilibrio que se deriva de nuestras acciones y está relacionada con las enfermedades o dolencias que pasamos en la vida.

Cuando me olvido de la enfermedad, del dolor, del sufrimiento... La enfermedad se olvida de mí.

¿Cuántas veces durante el proceso de la enfermedad con dolor de cabeza o dolor muscular u otro cualquiera, nos hemos sentido atraídas por algo que nos ha interesado mucho, nos ha distraído y nos hemos dado cuenta que el dolor desaparece? El dolor y el sufrimiento aparecen nuevamente cuando aquella actividad se ha acabado, es como volver a la realidad después de un paréntesis.

También la ley de la compensación actúa cuando hacemos con gusto algo por alguien que necesita ayuda.

Esta ley nos enseña que durante la enfermedad es muy importante que encontremos actividades que acaparen toda nuestra atención, que es bueno encontrar algo que sea de nuestro interés. También que podemos beneficiarnos de la ayuda que realizamos para aliviar las necesidades de los demás.

Cuando la persona que padece una enfermedad mejora y ayuda a otras que están peores, la ley de la compensación actúa sobre ella mejorando su condición.

Todas las leyes del universo están sintetizadas dentro de nosotros, todas las estructuras que mantienen el macrocosmos, también las tenemos dentro de nosotros. Somos un microcosmos réplica exacta del macrocosmos: "Como es arriba, es abajo", "Cómo es dentro, es fuera".

Si conocemos no solamente estas, sino todas las leyes

universales para el auto-conocimiento, podremos generar nuevas circunstancias dentro de nosotros, que se plasmarán en nuestro mundo físico.

XI
LOS ERRORES DE MI VIDA QUE ME LLEVARON A DESARROLLAR LA ENFERMEDAD

La luz está en el error, en la comprensión de nuestros defectos. A través de los años cometemos muchos errores. El error sirve para aprender, la desgracia es no aprender del error.

A través del error vamos almacenando información en nuestra conciencia que nos permitirá ir descubriendo la forma de actuar.

Si descubrimos nuestros errores ya estamos cambiando circunstancias para rectificar.

Cuando llegamos a desarrollar una enfermedad, esta sólo nos está señalando que hemos cometido errores. Y los errores siempre pueden ser corregidos.

Cuando la superamos es porque nos autoconocemos y hemos comprendido que la autocuración es posible a través de la transformación de la mente, del corazón y de la acción que nos lleva a la salud completa, que es la salud física, psicoemocional y espiritual.

EN LA INFANCIA:
- La "obediencia y sumisión", derivadas del miedo a la represión.
- Comprar el afecto en forma de "sacrificio".
  Sacrificarse por otros:
  No hay nada más inútil e insatisfactorio que sacrificarse por los demás. Las acciones que se realizan para los demás deberán hacerse con amor o, de lo contrario, evitarse. Todo lo que se hace con amor es placentero; por lo tanto ni pesa ni molesta. Pero todo lo que se hace con sacrificio genera presión interna, rencor, enojo, molestia y, a veces, hasta odio.
  Cuando vayas a sacrificarte por alguien, pregúntate primero si este alguien te lo pidió. La actitud de mártir no nos lleva a evolucionar como seres. Haz las cosas

con amor consciente o no las hagas.

- Hasta los 10 años fui a una escuela de monjas y empecé a sentir la carga del pecado de una forma "muy estricta". Me polaricé en el bien y el mal.
- A partir de los 10 años, con el cambio de escuela, se agravó mi situación, ya que este nuevo centro era más represivo. Empecé ya a esta edad a "no alinear" el pensar, sentir y actuar.
- Sentirme feliz en función de la familia, de las amigas... Si en mi familia no habían discusiones ni conflictos, yo me sentía feliz. Si mis amigas me consideraban, me invitaban, yo me sentía feliz. "Mi felicidad dependía del entorno".

EN LA ADOLESCENCIA:

- "Aceptar sin cuestionarse" las creencias de toda índole y la moral (relativa siempre a la religión, la época y el lugar) impuestas por la familia y la escuela.
  No son los pensamientos los que determinan nuestra realidad sino nuestras "creencias". Solamente los pensamientos que hemos analizado interiormente y tomado como nuestra verdad son los que manifestamos. La mente humana produce un promedio de 60.000 pensamientos diarios, la mayoría de los cuales son negativos debido a nuestras creencias, que siempre están conectadas con el peligro, el dolor, el sufrimiento como única posibilidad de vida. Es necesario seleccionar ejercicios mentales que nos lleven a borrar estos pensamientos negativos en el momento que aparecen y practicar meditaciones y visualizaciones que fomenten las creencias de paz, armonía, prosperidad y salud.
- Aceptar la "autoridad machista" (padre, hermanos, familiares y amigos).
- Empezar a "medicarme periódicamente" (menstruación y otras molestias).
- "Autoexigencia" desmesurada para gustar al entorno.
- "Preocuparme en exceso" por los problemas de los demás. La mayoría de problemas que viven las personas de nuestro entorno son sólo momentos de prueba, necesarios y muy útiles para su "despertar de la conciencia". Nunca sabemos desde fuera cuán

importante puede ser para cada persona la situación que está atravesando en determinado momento. Nosotros podemos percibir esta situación como algo terrible, doloroso, injusto o innecesario, pero cualquiera que sea nuestra interpretación, nunca será correcta ni completa por nuestro desconocimiento. Nuestra excesiva preocupación no es más que, la mayoría de las veces, un deseo de que la persona resuelva rápido su problema porque este nos despierta angustia o dolor. Todo lo que ocurre tiene una razón de ser que, normalmente, sigue la ley de causa y efecto.

Si por ejemplo nos preocupamos por un familiar enfermo, esto quiere decir que creemos más en el poder de la enfermedad que en el de la salud. La preocupación agrava la enfermedad, le da más fuerza y poder. La solución pasa por hacer un esfuerzo personal en entender que la enfermedad es algo pasajero que viene para avisar de que existen errores y para reorientar, si hay comprensión, la vida de la persona que la padece.

- "Reprimir la ira y los enfados".

El defecto de la ira: La ira es una emoción que suele manifestarse con una fuerte descarga del sistema nervioso autónomo, a menudo acompañada de actividades agresivas como injurias, castigos, venganzas... normalmente provocadas por ofensas reales o imaginarias. La ira es activada por el temor. En el caso de las personas con fibromialgia no hay esta actividad extrema que descarga toda la tensión. Sólo hay actividad interna que se manifiesta con tensiones, malas digestiones, úlceras, ataques de ansiedad y dolor generalizado, entre una gran diversidad de síntomas.

Esta represión de la ira reaparece más tarde bajo la forma de rencor, crítica, rechazo o resentimiento. Cuando aparece la ira se tiene que transformar su energía con una acción inmediata. También actúa como complemento de la acción la respiración. Una respiración que conecte con el corazón, inspirando a través de él. Todas las meditaciones que conectan con el corazón son un bálsamo para las emociones como la ira.

El valor que corresponde a la ira es el orden que se activa con la osadía.

Una vez que aparece el enfado, lo mejor es descargarlo inmediatamente de la manera más positiva posible, que es siempre con la acción para liberar las tensiones (andar, respirar conscientemente... o cualquier otra actividad).

Tenemos que se amables con nosotros mismos y darnos el permiso de golpear un almohadón, gritar, llorar y expresar todas las emociones negativas que nos toque vivir. Cuando nos hayamos calmado será el momento de hablar con nuestro oponente en conciencia, sin ofenderlo.

A través de un proceso de comprensión, los enfados se irán espaciando y nos daremos cuenta que ya no vale la pena gastar tanta energía.

COMO PERSONA ADULTA:

– "Falta de confianza en mí misma. Baja autoestima". Existen en nuestra mente ideas equivocadas que deben ser corregidas. Estas tienen que ver con la falta de aceptación de los valores que todos tenemos y con el bajo nivel de autoestima. Todo ello se genera en la infancia ("tú no", "tú calla") y tenemos que cambiar esta información a través del autoconocimiento para mejorarnos y poder proyectar nuestra experiencia positiva hacia los demás. Podemos empezar por dejar de sentirnos culpables y dejar de culpar a los demás de nuestras desgracias, enfermedades... Cuando proyectamos la culpa hacia fuera complicamos las posibilidades de crecer. Cuando proyectamos la culpa hacia nosotros generamos inmovilización y frustración. Este es el caso de las personas muy rígidas. Para resolver este conflicto debemos pensar que, durante nuestro proceso de aprendizaje, todos cometemos errores, pero estos se pueden reparar con el perdón, primero hacia nosotros mismos (una buena herramienta es la práctica del Ho' oponopono) y después hacia los demás. Yo no puedo dar a otros lo que me resisto a darme a mí mismo.

– "No saber poner límites a los demás".

– "No saber defender mis derechos".

- "No escuchar al cuerpo" que me avisaba con una gran variedad de síntomas.
- "La impaciencia durante el proceso de la enfermedad".

La impaciencia: el deseo de obtener resultados rápidos durante el proceso de la enfermedad nos hace confiar en la medicación de síntesis, pero es una trampa que tarde o temprano pagamos con más dolor, con más síntomas, que se convierten en más frustración y desánimo que son difíciles de superar. Soportar con calma la espera de una mejora de los síntomas a través de la medicina holística es ya aceptar cambios, lo nuevo. Todo en la naturaleza tiene su tiempo de gestación. Tenemos el ejemplo de una semilla: cuando la sembramos en un terreno fértil, primero sale algo pequeño y delicado; sin embargo, si la cuidamos y regamos a diario, crecerá fuerte y firme y podrá resistir cualquier tormenta en el futuro. La planta nos dará flores y frutos, pero necesita de un proceso.

Cuando intentamos cambiar algo es como si depositáramos una nueva semilla en la conciencia. Necesitaremos tiempo y paciencia hasta que finalmente lo nuevo quede incorporado a nuestro pensar, sentir y actuar.

- "La ignorancia".

Cada problema surge como resultado de haberse quebrado el cumplimiento de alguna de las Leyes del Universo. Estas leyes está activas constantemente tanto si somos conscientes de ellas como si no.

Por esto podemos decir que el ser humano sufre por una sola razón, por la ignorancia o falta de conocimiento.

Las personas crean sus problemas por no entender el funcionamiento de la vida. La falta de información las lleva a cometer errores que luego se transforman en dificultades. Cuando una persona tiene un problema o una enfermedad, como en nuestro caso, que provoca sufrimiento es porque no cuenta con la información necesaria para comprenderla y superarla.

Sólo cuando conocemos las causas y las características de la enfermedad, es decir, cuando se comprende, puede sanarse. Por lo tanto, el conocimiento da Poder. Es el Poder de autosanación que todos poseemos pero que ignoramos por los intereses del sistema.

La enfermedad llega en el momento que debemos aprender, comprender y evolucionar.

Las enfermedades siempre están relacionadas con errores que se derivan de la forma de pensar y sentir. Es necesario estar dispuesto a cambiar y a renunciar a nuestras creencias limitadoras, que son el filtro de nuestros pensamientos. Si cambiamos nuestras creencias, cambiarán nuestros pensamientos y todo se transformará (Ley del Mentalismo). Esto nos llevará a transformar completamente nuestra vida para alcanzar un nuevo grado de armonía y salud. De ti depende...

- "El orgullo".

El orgullo lo podemos definir como la excesiva ostentación de sí mismo y de los propios méritos para demostrar a los demás que valemos. Detrás de ello hay una falta de seguridad en nosotros, ya que necesitamos que nos consideren, nos quieran, nos admiren...

Nos conduce también a la propia exaltación de todo lo que uno hace o ha hecho.

El defecto del orgullo es activado por el desprecio. El desprecio es el sentimiento por el cual uno considera que una persona o cosa no es digna de estima.

El orgullo se equilibra con la práctica del valor que le corresponde, que es el servicio a los demás y poniendo de manifiesto la sencillez.

El valor servicio lo podemos definir como la acción de ser útil con un trabajo que sirve a un uso determinado.

La sencillez nos hace comportarnos con naturalidad y sin ostentación.

- "Competir en la vida"

Otro error hasta llegar a la enfermedad ha sido el de competir en todos los aspectos de la vida.

Competir en el trabajo, competir en la vida de pareja y además también en momentos de diversión: esto último se refleja en mi caso con el tenis. Tenía que ser un deporte para disfrutar, relajarme y mantenerme en forma, pero se convirtió en otra fuente de sufrimiento por mi personalidad. Quería ser la mejor, quería ganar los campeonatos, quería, como siempre, destacar. Esto representó para mí un gran esfuerzo, un gasto de energía que me producía agotamiento. Llegué a jugar dos horas y media para ganar un partido muy igualado.

Competir siempre y en todo resulta ser un gran esfuerzo que se paga con la pérdida de energía y nos disfrutar de muchos momentos que podrían ser placenteros.

- "Querer hacer demasiadas actividades y, además, más de una a la vez".

En mi jornada laboral se producía habitualmente otra fuga de energía. Consistía en hacer una parte del trabajo y pensar al mismo tiempo en los otros temas que tenía que hacer y que estaban pendientes. Esto me producía estrés, ya que hubiera querido abarcarlo todo.

Ahora he comprendido que no he sabido nunca delegar; parte de mi trabajo hubiera podido ser realizado por otras personas.

- "No saber transcender la muerte de mis padres y hermanos, quedando atrapada en un gran dolor y frustración que se tradujo en mucha tensión y más dolor".

Y otros errores como:

- "Callar para no tener discusiones".
- "Aceptar condiciones desfavorables para mí".
- "No tener economía separada para evitar conflictos".
- "No sentirme capaz de ser más independiente".
- "Tener miedo a reivindicar mis prioridades y mis gustos".
- "No hacerme valorar en mi profesión".
- "No saber hacerme respetar".
- "Esperar que los demás me solucionen los problemas".
- "Tener deseos". Y la lista continúa...

XII
LAS VERDADES

¿QUÉ ES LA VERDAD?

A lo largo de toda la historia, teólogos, filósofos y pensadores han intentado encontrar los medios para descifrar la verdad de las cosas del mundo y, sobre todo, del propio hombre.

Para aproximarnos a la verdad, necesitaremos la experiencia de la propia vida, después la meditación para poder comprender, lo cual no es posible sin la intervención de la conciencia, más o menos despierta, que es la protagonista de la propia experiencia de la vida.

Intervienen en toda realidad tres aspectos: Conciencia, Experiencia y Comprensión.

- Conciencia: es la portadora de luz; cuanta más conciencia, más luz para comprender.
- Experiencia: la vida se encarga de darnos múltiples experiencias.
- Meditación para llegar a la Comprensión: patrimonio de los valores depositados en el Ser de cada uno de nosotros.

Por tanto, podemos definir la verdad como la experiencia vivida y comprendida por la Conciencia.

Como hay muchos tipos de experiencias y de vidas e infinitos grados de comprensión, hay tantas verdades como unidades de vida existen en el universo. La verdad es intransferible, nadie puede enseñar la verdad a otro. Cada uno tiene que vivirla y experimentarla dentro de sí mismo, en el aquí y el ahora.

Hay, no obstante, verdades generales como:

El conocimiento de la fragilidad humana

¿Por qué somo frágiles? Porque poseemos muchos vehículos y sólo nos identificamos con el físico.

Tenemos:

1- Físico
2- Etérico o de energía

3- Emocional
4- Mental
5- Voluntad
6- Intuición
7- El Ser

Cualquier circunstancia fuera de lo común puede arrebatarnos la salud o la vida en un instante.

La fragilidad de la vida aparece cuando nos identificamos con la vida y nos olvidamos del Ser. Cuando más cerca estamos de nuestro Ser en el proceso de la vida, menos frágiles somos.

Podemos pasar por alguna desgracia o accidente, pero será para comprender algo de esta experiencia. Una vez aprendido, todo volverá a la normalidad y sin consecuencias.

La fragilidad humana es la pérdida de la unidad interna, que nos hace ignorantes de nuestro origen y nos deja a merced de las circunstancias.

El conocimiento de los dolores y placeres de la vida

En la experiencia de la vida estamos siempre identificados con el dolor y el sufrimiento. Para nosotros, la ausencia de ello es el placer y la felicidad.

El placer es por defecto. Así, cuanto más dolor y sufrimiento, más satisfacción y placer en su ausencia.

Hacemos competiciones con el sufrimiento. Nos encanta tener más que otros. Esto es debido al desconocimiento.

Tenemos que saber que el dolor-placer está relacionado con nuestros cuatro cuerpos: físico, energético, emocional y mental. Nos pasa desapercibido porque lo experimentamos en el cuerpo físico, pero también hay dolor psíquico, emocional y espiritual.   Todos pueden ser transformados.

El cansancio y la fatiga o falta de vitalidad experimentados por el cuerpo energético nos produce también un gran dolor en oposición a la gran satisfacción que representa sentirse vital para conseguir nuestros objetivos.

La ignorancia nos confunde y las enfermedades y el dolor físico son las experiencias más difíciles de comprender.

Desconocemos quiénes somos. La verdadera felicidad

es sentirnos unidos al Ser y sentirse útil a los demás.

Vivimos una vida horizontal, pero en la vida vertical el binomio Dolor-Placer se convierte en Dolor-Amor y podemos decir: **DONDE HAY AMOR NO HAY DOLOR Y DONDE HAY DOLOR NO HAY AMOR.**

Si somos conscientes de que el amor es el extremo opuesto del dolor, podemos gestar en nosotros las condiciones para experimentar el amor.

Este amor nos conecta con el Ser, es la integración con la unidad lo que nos lleva a la verdadera felicidad.

El dolor puede ser evitado si lo transformamos conscientemente, apareciendo un estado nuevo.

La verdadera felicidad la encontramos cuando somos capaces de transformar el dolor en amor, independientemente de las causas que generan el dolor.

El conocimiento del deseo, satisfacción y frustración

Es consecuencia de la segunda verdad, ya que intentamos suplir el dolor por el placer, pero el placer no lo encontramos, no nos llena y aparece el deseo.

Experimentamos la vida polarizando dolor-placer y aparece una tercera fuerza que es el deseo.

El deseo se gesta en la memoria, ya que nace del pasado y queremos repetirlo. Hacemos algo terrible y sutil, que es coger las experiencias buenas del pasado y proyectarlas al futuro, esperando que funcione, pero nos lleva a una gran frustración.   Tenemos que vivir el aquí y el ahora para sentir la verdadera satisfacción.

El conocimiento de la mente humana, su uso y su poder

Lo agradable y desagradable fue evolucionando hacia lo bueno y lo malo, y en su síntesis el Bien y el Mal.

Programamos la mente de los niños y hacemos una de las mayores aberraciones, fraccionando su mente en el bien y el mal. La mente ha sido partida, polarizada y programada en función del sistema, que esclaviza a los individuos mentalmente y la mente no puede expresar la verdad. La verdad la tengo delante pero no la veo y se crea la duda.

Esta verdad consiste en comprender que una mente dividida en los conceptos bien y mal, está muy debilitada y se pierde mucha energía mental por esta polaridad.

Cuando llega una impresión captada por los sentidos,

llega al vehículo mental y este la dirige a alguno de los polos, lo bueno o lo malo, me gusta o no me gusta, es bonito o es feo, y así hasta el infinito.

Esta polaridad nos produce duda, inseguridad, que a su vez produce miedo. El miedo siempre genera violencia, que puede ser hacia nosotros o hacia los demás, dependiendo de muchos factores: educación, entorno, medio, etc.

Si la reprimimos, la dirigimos hacia nuestro interior, a nuestro cuerpo físico en forma de tensiones, dolor y síntomas de todo tipo y, finalmente, en enfermedades agudas o crónicas.

Conocer el poder de la energía mental y dirigirla conscientemente es, en definitiva, una de las claves para llegar a la salud.

La mente es creadora, depende del uso que hagamos de ella. Si es destructora nos lleva a enfermar, si es constructora nos lleva a la salud. Los pensamientos predominantes en nuestra vida se manifiestan en nuestra realidad material.

Los defectos y el desconocimiento del potencial de nuestra mente son la causa del mal uso y confusión mental en la que estamos inmersos.

El conocimiento de la conciencia humana y su infinitud

La conciencia es lo único permanente en nosotros, todo lo demás pertenece al tiempo. La conciencia es, ha sido y será, atemporal, no tiene principio ni fin, pero evoluciona con la experiencia comprendida.

La expansión de la conciencia no tiene límite, no está sometida al espacio, es infinita. Cuando la conciencia está activa podemos pensar y sentir, pero la que decide cómo actuar es siempre ella.

La conciencia es portadora de Luz, es la capacidad de reconocer y autoreconocernos y percibir la diferenciación.

La conciencia la podemos definir como un átomo de la divinidad, con luz propia y con capacidad de autoreconocerse y reconocer. La conciencia forma parte del Ser y tiene infinitas posibilidades.

CORAZÓN
MEDITACIÓN

"La mejor y más sencilla de las prácticas es sin duda la respiración consciente. Ella es el primer peldaño para la meditación consciente."

ÍNDICE

CORAZÓN: MEDITACIÓN

INTRODUCCIÓN
CORAZÓN: MEDITACIÓN

Para meditar necesitamos cierta dosis de sueño y poner en marcha la voluntad, la atención, la imaginación y la conciencia.

La meditación que nos conecta con la respiración es la más elemental y nos aporta grandes beneficios. Por un lado relaja la mente, que está atenta al proceso de inspiración y expiración; por otro, la imaginación trabaja, ya que junto con el aire podemos visualizar que entra una luz blanca que acaba iluminando todo nuestro cuerpo con la finalidad de relajarlo y sanarlo.

La respiración, junto con la relajación y la meditación, son las herramientas fundamentales para practicar por la noche antes de dormir, sobre todo cuando se padece insomnio, en nuestro caso nos falta la somnolencia y hay que aprovechar el cansancio.

Con la voluntad, atención e imaginación, (no se puede confundir la imaginación con la fantasía), nuestra conciencia trabaja en el presente sin preocuparse por el futuro y sin identificarse con el pasado. De esta forma conseguimos que el nivel de dolor baje y sintamos más bienestar.

La meditación es la unión con nuestro mundo interior, con nuestra realidad desconocida.

La meditación cierra las puertas externas para abrir otras internas. Es una energía que va de fuera hacia dentro y de abajo hacia arriba. Cierra la mente y, con constancia, la deja en silencio para abrir el corazón hasta llegar a la paz interior.

La meditación nos ubica, nos da información, nos despierta la conciencia y nos da la comprensión.

Antes de meditar, primero siempre haremos unas respiraciones abdominales completas y una relajación física y mental. La relajación favorece todos los sistemas del cuerpo humano (sistema endocrino, circulatorio, nervioso...).

Para calmar la mente se usan los mantras, que son sonidos muy poderosos con gran calidad vibracional.

Cuando la mente se calma y permanece en relativo silencio, se entra en un mundo de armonía y de paz, en un estado de alerta en reposo; la mente está atenta y el cuerpo profundamente relajado. Cuando dormimos, tardamos de 4 a 5 horas en entrar en esta relajación profunda.

La meditación también influye en la mejora de la salud y retrasa el envejecimiento. En 1980 el Dr. Jay Closer trabajó experimentando los niveles de DHEA (hormona suprarrenal, relacionada con el envejecimiento orgánico). En las personas que meditaban, las cifras de esta hormona equivalían a personas que eran de entre cinco a diez años más jóvenes.

LA MEDITACIÓN CONSCIENTE

La meditación es un sistema consciente para buscar información, para comprender nuestros defectos, para autodescubrirnos, para experimentar la verdad, en donde:

- El cuerpo físico está totalmente relajado.
- La mente está en su máxima quietud y silencio posibles y la concentración debe ser capaz de mantener un solo objetivo.
- La Conciencia está en su máximo potencial de acuerdo al desarrollo interior.
- La mente tiene varios niveles donde debe reinar la quietud y el silencio.
  Cuando sólo están quietos los primeros niveles, apenas podemos reflexionar porque contínuamente van apareciendo pensamientos que no nos permiten meditar.
- Silenciando varios niveles podemos reflexionar porque la actividad mental es menor y, si hay cierta concentración, la conciencia tiene entonces capacidad para indagar y dirigir la meditación.
  La meditación perfecta es cuando uno es capaz de detener esa sucesión de pensamientos y deseos.
  La meditación de fondo supone un estado de silencio y mente quieta que sólo mantiene en la mente, el objeto de estudio.
  Cuando la mente está quieta y en silencio, adviene lo nuevo, la experiencia directa de la verdad.

La meditación implica una actividad de la conciencia en donde afloran sus valores y se ponen en actividad facultades internas, principalmente la imaginación, la inspiración y la intuición. Durante la meditación la conciencia se vuelve dinámica, indagadora, incisiva, busca información, comprensión, etc. Es la dinámica de la Conciencia en estado Contemplativo.

Durante la meditación de fondo se pasa más allá de la individualidad, de la personalidad y de la dispersión... es un encuentro con el Ser, que nos habla en forma de intuitos; sus mensajes, nos dan el conocimiento, la información, la comprensión, etc.

Pero para lograr una buena meditación debemos entrenarnos en la vida diaria haciendo que sea la conciencia la que actúe, la que mande, la que trabaje, la que hable, la que dirija, la que ejecute todas nuestras actividades, que sea ella la que se manifieste en todas las circunstancias de la vida. Lo que se persigue es pasar más allá de la mente y de los sentimientos.

Si durante la meditación surgiera un pensamiento, un deseo, un recuerdo, etc., no hay que identificarse con él, trataremos de comprender este acontecimiento.

No se trata de luchar, ni combatir, ni rechazar los pensamientos que llegan a nuestra mente, lo que se trata es de contemplar esos pensamientos, de comprenderlos y entender, su trivialidad.

Si por ejemplo nos llegara la imagen de un coche, podemos preguntarnos qué sentido tiene traer la imagen de este coche si ahora no vamos a ninguna parte; si viene al recuerdo que tenemos un problema, usemos la imaginación consciente y lo desintegramos. Si nos viene la imagen de un gran banquete, pensemos que ahora no tenemos hambre, etc.

Cuando esa cinta de recuerdos, deseos, pensamientos, ha terminado, el proceso de pensar ha quedado agotado, la mente se queda quieta y en silencio y en un instante adviene lo nuevo.

Cuando se experimenta la luz, nos podemos sentir como la gota que se sumerge en el océano y el océano en la gota, nos podemos sentir el pájaro que vuela, el río que desciende de las montañas, el bosque profundo, el ruiseñor que canta, un átomo o un sol, etc. Viene la luz para conocer nuestra verdad.

I
LA RESPIRACIÓN

En el momento de nacer y durante la infancia hacemos una respiración entera, implicando el abdomen.

Respira abdominalmente tres veces cada vez que pienses en ello. Esto te relajará física y mentalmente.

Con la inhalación el abdomen se hincha y permite que el diafragma baje, estirando la parte inferior de los pulmones. Así cogemos más aire.

Con la exhalación se contrae el abdomen para empujar el diafragma hacia arriba, para expulsar el aire de los pulmones.

Tanto en la inhalación como en la exhalación, usaremos la nariz, no la boca. La nariz tiene la función de calentar el aire, humedecerlo y filtrar las impurezas.

A causa de la educación represiva de nuestra sociedad, el diafragma se tensa de una manera inconsciente y ya no hacemos la respiración completa; solamente una parte, y cada vez más limitada. Este proceso de reducción se limita con el tiempo a un tercio de la capacidad pulmonar. Utilizamos tan sólo la parte superior de los pulmones, que es la zona más pequeña.

No solamente inhalamos poco oxígeno, sino que no exhalamos todo el anhídrido carbónico y esto nos intoxica.

Con este déficit de oxígeno a escala celular, el sistema nervioso se ve afectado, porque, al respirar por debajo de los mínimos, él también trabaja a ámbito hormonal de una manera mínima. Se llega, en algunos casos, a deficiencias de la serotonina y de las endorfinas, siendo esto causa del malestar y de tensión. Es común un nivel bajo de serotonina en las personas enfermas.

Si mejoramos la respiración, las glándulas pituitaria y pineal trabajan mejor y esto repercute en la mejora de todo el organismo.

No nos acordamos de respirar correctamente. Hacemos pequeñas respiraciones que no sacan totalmente el anhídrido carbónico que producimos. Y se va quedando y va intoxicando nuestro cuerpo sin que seamos conscientes de ello.

La respiración consciente es aquella en la que la atención está puesta en el proceso respiratorio.

Si aplicamos la respiración consciente, disminuye nuestro dolor, y ansiedad.

Considero la respiración como una herramienta de curación. En los momentos de dolor más agudos y en los momentos de más ansiedad, si hacemos respiraciones profundas y pausadas, controlando la velocidad, sin prisas, y focalizando la atención, la autoobservación (capacidad de verse a sí mismo internamente) y el recuerdo de sí (capacidad de recordarse a sí mismo), conseguiremos rebajar los niveles de dolor y de ansiedad.

Para practicar la respiración completa (abdominal) va bien poner una mano encima del abdomen para percibir el movimiento También podemos levantar en la inhalación los hombros ligeramente, que a su vez elevan las clavículas y permiten que el aire pase libremente a la parte superior del pulmón. Para completar, también podemos inhalar ensanchando nuestro tórax de manera que las costillas se expanden hacia los lados. Estas respiraciones se puede efectuar en una sola inhalación o por partes, en distintas respiraciones.

LA RESPIRACIÓN – VISUALIZACIÓN

Muchas tensiones internas las podemos eliminar a través de la respiración. Después de un estado de agitación es bueno respirar conscientemente.

En caso de ira, inhalar contando hasta 6, retener el aire también contando hasta 4, y vaciar el aire por la boca en la exhalación, contando hasta 7.

Técnicas de respiración y visualización. Descripción de diversos métodos para eliminar tensiones.

Aconsejo como mínimo siete respiraciones completas, poniendo siempre una mano sobre el abdomen.

Expongo diez técnicas para que escojamos la que mejor se adapte a nuestras necesidades.

1) Inhalamos el aire que entra por la nariz e imaginamos que en él hay la energía de la vida que penetra en nuestro interior corriendo por nuestro aparato circulatorio, vigorizando y relajando cada parte de nuestro cuerpo, para luego volverlo a exhalar por la nariz lentamente lleno de impurezas y de todas las tensiones acumuladas.

2) Para las personas afectadas de contracturas musculares

va bien visualizar esta otra técnica en que, en cada inhalación, toda la musculatura del cuerpo se dilata formando un globo que se hincha, para deshincharse lentamente en la exhalación.

3) Visualizaremos y pondremos en acción la atención, la imaginación y la voluntad. Todo ello será dirigido por nuestra conciencia.
   Hacemos siete respiraciones completas. Imaginamos que estamos en medio de un prado y en él hay un globo con una cesta atada con gruesas cuerdas al suelo. Vamos hacia el globo y vamos llenando la cesta con todos nuestros síntomas, nuestras tensiones, nuestros miedos... todo lo que nos hace sufrir y, cuando la cesta está completamente llena, soltamos las cuerdas. El globo empieza a subir, miramos cómo se aleja hacia arriba hasta que sólo es un punto en el cielo. Hacemos una respiración completa y nos damos cuenta que el miedo, las tensiones, todos nuestros problemas se han ido con él. Volvemos a respirar y sentimos que hemos cambiado dolor y sufrimiento por confianza y bienestar.

4) Cerramos los ojos e imaginamos que tenemos una vela encendida delante de nosotros, nos centramos en ella mientras inhalamos y exhalamos y tratamos de apartar todo pensamiento. Al inhalar, imaginamos que la llama se inclina hacia nosotros, cuanto más profunda es la inhalación, más se inclina. Al exhalar lentamente, la llama se aleja.

5) Imaginamos que estamos tumbados en una cálida playa, en una isla en medio del océano. Escuchamos el murmullo de las olas en la orilla. Hacemos siete respiraciones completas y tratamos de acompasar la inhalación al tiempo que la ola llega a la playa y la exhalación cuando el agua se retira lentamente. Nuestra respiración será relajada y tranquila.

6) Imaginamos como un aire fresco y renovado de color violeta nos llena los pulmones y todo nuestro cuerpo en cada inhalación. Imaginamos que en cada exhalación vamos vaciando un aire caliente, sucio y lleno de tensión. Cuando hayamos expulsado todo este aire viciado,

hacemos la séptima respiración completa sintiendo el bienestar de la luz violeta que se ha depositado en nosotros.

7) Esta técnica es específica para liberar las tensiones producidas por cualquier tipo de agitación súbita. Por ejemplo, por discusión, insulto, acoso, pelea, riña, presión, agobio, provocación, represión interna o cualquier otra alteración psicológica.
En posición vertical y mientras inhalamos, subimos los brazos por delante del cuerpo, al máximo. Cuando exhalamos, abrimos los brazos hacia los laterales para descender y llegar a la posición inicial.
La practicamos también siete veces.

8) Visualizamos como en cada inhalación la luz solar penetra en nuestro cuerpo hasta alcanzar nuestros órganos, para darnos energía. Y, en cada exhalación, expulsamos las tensiones, el dolor y la fatiga.

9) Inhalamos la energía solar, y la llevamos a todos nuestros vehículos. Y exhalamos la energía perversa de todos ellos.

10) Respiración para eliminar los puntos de dolor: Cierro los ojos y visualizo mi cuerpo. Marco en rojo los puntos de dolor y tensión; y en cada inspiración entra en mi cuerpo aire azul limpio y relajante; y en cada exhalación expulso aire rojo lleno de tensión y dolor; y vuelve a entrar aire azul relajante, y la tensión y el dolor se disuelven.
Después de la séptima respiración, siento la relajación y el bienestar.

II
TÉCNICAS DE RELAJACIÓN DEL CUERPO FÍSICO Y RELAJACIÓN MENTAL

El cuerpo físico se mueve por orden del cerebro.

Cuando quiero andar, lo que hago es darle de forma automática la orden a los músculos para que yo me mueva.

Por esto la primera clave en busca de la relajación consiste en ordenarle al cuerpo que se relaje; con el tiempo, el cuerpo obedece rápidamente. Para ello hay muchas técnicas, tenemos que escoger la más efectiva para nosotros.

La relajación del cuerpo físico supone también un estado de tranquilidad a nivel psico-emocional y espiritual.

El cuerpo físico, en última instancia, es el receptor de todas la influencias que provienen del exterior y del interior.

Lo fundamental es sentir cómo cesa la tensión muscular y se relaja zona por zona.

El cuerpo ha de adoptar una posición lo más cómoda posible. Para mí, lo ideal, era y es hacer relajación tumbada en la cama. Si no es posible, haremos sentadas la relajación. Si nos relajamos sentados, la columna vertebral debe quedar lo más recta posible y la mano derecha descansará sobre la izquierda. Otras formas de colocar las manos son: o con las palmas hacia arriba sobre los muslos o con las palmas hacia abajo, también sobre los muslos, al estilo egipcio.

ALGUNAS TÉCNICAS DE RELAJACIÓN FÍSICA:

Hay muchas técnicas de relajación y tenemos que encontrar cuál de ellas se adecua mejor a cada intensidad de dolor.

1) **Técnica de relajación muscular progresiva de Jacobson**
   Esta técnica es para los estados muy dolorosos.
   Empezaremos evaluando el dolor que sentimos en ese momento. Le pondremos una puntuación del uno al diez. Cuando acabemos la relajación volveremos a evaluar el dolor para ver si la relajación ha sido útil.
   Esta técnica tiene dos fases:

1. Sentimos la tensión durante unos instantes, ya que contraemos con fuerza los músculos de la parte del cuerpo indicada.

2. Relajamos esta zona debido a que dejamos de tensionarla y volvemos a la posición inicial, dando tiempo a la musculatura para que se relaje.

Siéntate tan cómodamente como puedas y con la espalda recta, cierra los ojos, haz siete respiraciones conscientes, inspira por la nariz suavemente y suelta el aire lentamente. Seguidamente empezamos por la cabeza y vamos relajando las distintas zonas hasta llegar a los pies.

a) Cabeza:

   - Encoge la frente. Siente la tensión... Relájate...
   - Cierra los ojos con fuerza. Siente la tensión... Relájate...
   - Aprieta los dientes, los labios y las mandíbulas. Siente la tensión... Relájate...

b) De la cabeza a la cintura:

   - Dirige la cabeza hacia atrás como si quisieras ver el techo. Siente la tensión... Relájate...
   - Dirige la cabeza hacia delante. Siente la tensión... Relájate...
   - Sube los hombros hacia arriba. Siente la tensión... Relájate...
   - Cierra el puño de la mano izquierda. Siente la tensión... Relájate...
   - Cierra el puño de la mano derecha. Siente la tensión... Relájate...
   - Cierra los puños de las dos manos. Siente la tensión... Relájate...
   - Dobla los codos. Siente la tensión... Relájate...
   - Estira los brazos hacia el suelo. Siente la tensión... Relájate...

c) Desde la cintura hasta las piernas:

   - Arquea la espalda hacia atrás, dejando un vacío en la parte inferior. Siente la tensión... Relájate...
   - Aprieta los músculos del estómago. Siente la tensión... Relájate...
   - Aprieta los glúteos y las caderas. Siente la tensión... Relájate...
   - Coloca los pies de punta y apriétalos contra el suelo. Siente la tensión... Relájate...

Siente tu cuerpo con una ligereza agradable, relajada y tranquila. Quédate quieto durante unos instantes y cuando lo desees empieza a moverte lentamente, suavemente, sintiendo la agradable sensación de relajación.

2) **Técnica de relajación de toda la musculatura del cuerpo, empezando por la cabeza:**

Esta técnica es adecuada para relajarnos antes de dormir o si nos despertamos a media noche, para de esta forma, poder conciliar el sueño nuevamente, ya que siempre comprobaremos un descenso de dolor. Se practica tendida en la cama, boca arriba, con los brazos y piernas paralelos al cuerpo.

Previamente es aconsejable hacer, como mínimo, siete respiraciones abdominales completas.

Empezamos relajando la musculatura de la cabeza: la musculatura del cuero cabelludo, de la frente, de los ojos, de la nariz, de las orejas, las mejillas, la boca, (se abren ligeramente los labios) la lengua, la barbilla, el mentón, la musculatura de la articulación temporo-mandibular. Sentimos la musculatura de la cabeza completamente relajada.

Relajamos la musculatura del cuello, especialmente la de la nuca.

Relajamos la musculatura de los hombros, los brazos (bíceps, tríceps), la de los antebrazos, la de las muñecas, la de las manos y los dedos de las manos.

Sentimos el cuello y los brazos completamente relajados con una ligereza agradable.

Relajamos seguidamente el tronco en su parte anterior: musculatura de los pectorales, los intercostales, el diafragma, los abdominales, etc. Su parte posterior: musculatura de las cervicales, dorsales, trapecios, de la zona lumbar, sacro, coxis y los glúteos.

Sentimos el tronco, completamente relajado, con una ligereza agradable.

Relajamos ahora la musculatura de las piernas, la de los muslos (cuádriceps...), la de la rodillas, las pantorrillas, los tobillos, la de los pies y la de los dedos de los pies. Sentimos todo nuestro cuerpo relajado, tranquilo, con la agradable sensación de la relajación.

3) **Técnica de la luz azul:**
Imagina una luz azul intensa que brota de las plantas de los pies, para ir relajando, calmando y regenerando desde los pies hasta la cabeza. Sientes la relajación en cada uno de los músculos y órganos que encuentra a su paso; por último relaja la cabeza.

4) **Técnica de abandono de todas las partes del cuerpo:**
Primero los pies, las piernas... vas abandonando lentamente las diferentes partes de tu cuerpo, sintiendo la relajación y una ligereza agradable, hasta llegar al total abandono de nuestro cuerpo.

5) **Técnica del fuego:**
Imagina cómo un fuego, no físico sino sutil, quema todas las tensiones e impurezas del cuerpo físico y después una fina lluvia lo apaga, llevándose las tensiones para sentirte relajada y tranquila. Siente al finalizar la agradable sensación de la relajación.

6) **Técnica de las herramientas:**
Visualiza cómo una serie de herramientas o aparatos trabajan ajustando, recolocando, expandiendo tu estructura muscular para que se destense y vuelva a recuperar su elasticidad y flexibilidad.

7) **Técnica del globo:**
Imagina cómo en cada parte del cuerpo la musculatura se hincha y se deshincha, sintiendo cómo se eliminan las tensiones. Esta técnica es buena para las personas con fibromialgia, ya que la musculatura está contraída y ayudamos con esta visualización a que se destense y relaje.

8) **Técnica de concentración en los latidos del corazón:**
Después de relajar todos los músculos del cuerpo, concentramos la atención en los latidos del corazón, después nos concentramos en la punta de la nariz, hasta sentir el pulso del corazón en ella, luego seguimos haciendo lo mismo en la oreja derecha, mano derecha, pie derecho, pie izquierdo, mano izquierda, oreja izquierda y nuevamente en la punta de la nariz. Hemos fijado la **ATENCIÓN** plenamente en cada parte del

proceso.

9) **Técnica de visualización de una luz blanca:**
Primero realiza una relajación muscular de la cabeza a los pies y después visualiza cómo una luz blanca de tamaño pequeño, como de una nuez, entra por la coronilla y va bajando por la columna vertebral, iluminando y relajando todo el cuerpo, hasta el coxis. Después lentamente vuelve a subir desde el coxis por la columna vertebral hasta llegar a la zona del corazón, donde esta pequeña luz se expande como un globo de gran tamaño; paramos unos instantes y estamos atentos a cualquier pensamiento que aparezca. Este pensamiento nos puede dar información (como p.ej. La causa de nuestra enfermedad, el origen u otra informaicón). Después el globo de luz blanca se deshincha hasta convertirse nuevamente en una luz pequeña que sube hasta salir por la coronilla.

10) **Técnica de relajación por planos horizontales:**
Imagina que una niebla blanca va bajando desde la cabeza y va relajando consecutivamente las diferentes secciones de tu cuerpo, hasta llegar a los pies, quedándote cubierta totalmente de esta niebla que te produce una relajación total, te calma el dolor y te regenera.

11) **Relajación para antes de dormir:**
Estamos tranquilos, hemos terminado el día. Después de respirar profundamente 7 veces, empezamos a estar relajados. Nuestros pensamientos se van disolviendo. Nuestro cuerpo está en calma. Estamos listos para pasar una noche durmiendo plácidamente. Volvemos a respirar profundamente y nos sentimos más relajados. Visualizamos un cielo azul sin una nube. Ahora nos imaginamos tumbados sobre la hierba fresca de un prado. Sentimos la relajación que nos transmite. Recordamos el olor fresco de la tierra y de la hierba después de la lluvia. Visualizamos un inmenso océano azul que está en calma. Sentimos la profundidad y serenidad de este mar. Visualizamos una bella puesta de sol, y disfrutamos con ella.

Por último, decimos mentalmente: "estoy completamente tranquilo". Lo decimos las veces necesarias para que se conviertan en un estado de ánimo, y podamos conciliar el sueño.

12) Técnica de relajación de Schultz. Máxima relajación:

La práctica que te proponemos a continuación es una de las más conocidas para alcanzar un máximo grado de relajación, con niveles insospechados de tranquilidad y paz interior.

Paso 1: preparación

Ha de buscarse un lugar donde podamos estar totalmente tranquilos sin que nada ni nadie nos moleste.

Es recomendable desconectar los teléfonos y estar en un entorno silencioso y con luz tenue.

Adquirir una posición lo más cómoda posible.

Paso 2: instauración de la tranquilidad

Comienza el ejercicio fijando en tu mente las palabras clave "**Estoy completamente tranquilo**".

Estas palabras deben ser o pronunciadas o mentalizadas todas las veces que haga falta hasta que se hayan interiorizado.

Pasarán así de ser unas simples palabras a convertirse en un estado de ánimo.

Paso 3: fase de pesadez

A continuación fijaremos en nuestra mente las palabras clave "**Mis pies y mis piernas pesan**".

Debes realizar este proceso con todas las partes de tu cuerpo.

Te recomendamos sigas un orden ascendente para no perderte.

Paso 4: fase de calor

En esta fase las palabras clave serán **"Mi pie y pierna derecha están calientes"**.

El calor produce la relajación de todo el cuerpo, así que al igual que en el paso anterior, convertiremos estas palabras en una sensación real en nuestro cuerpo.

Debes realizar este proceso con todas las partes de tu cuerpo.

Paso 5: fase de regulación cardíaca

En esta fase vamos a regular el ritmo del corazón, porque la tensión y el miedo aceleran su función. En este caso, las palabras clave que vamos a utilizar son **"Mi corazón tiene un ritmo constante y vigoroso"**.

Paso 6: fase de regulación respiratoria

Ahora, después de haber relajado los músculos y regulado la actividad del corazón llega el momento de normalizar la respiración.

Para ello utiliza las palabras clave **"Mi respiración es tranquila"**.

Si necesitas respirar profundamente en algún momento, siéntete libre de hacerlo.

Paso 7: fase de regulación del plexo solar

En esta fase las palabras clave son **"Mi plexo solar irradia calor"**.

El plexo solar es toda la zona del aparato digestivo que suele estar siempre bloqueada en casos de estrés o de miedo.

El calor tranquilizará esta zona y te ayudará a alcanzar un mayor grado de relajación. Repite las palabras hasta que se conviertan en una sensación corporal real.

Paso 8: fase de regulación cerebral

Aquí relajaremos la actividad cerebral concentrándonos en la frente.

Las palabras claves son "**Siento un frescor agradable sobre la frente**".

Repite una y otra vez esas palabras, mentalmente o en voz alta, hasta que la tensión cerebral haya desaparecido.

Cuando lo hayas conseguido ya habrás terminado el ejercicio.

Ahora te sentirás totalmente relajado y tranquilo. Te asombrará la calma conseguida.

Después, mueve los dedos de los pies, los dedos de las manos, y vas abriendo los ojos. Permanece quieto unos instantes, y cuando decidas moverte, hazlo lentamente.

Después de un ejercicio de relajación hay que olvidar el cuerpo físico. A partir de aquí relajaremos la mente y conectaremos con el corazón para entrar en la meditación.

RELAJACIÓN MENTAL

El consumo de azúcares, dulces o la ingesta de alcohol disparan la mente. En los espacios entre comidas, cuando ya hemos hecho la digestión, la mente cesa algo más en su actividad.

Para calmar la mente, el momento ideal es después de la relajación del cuerpo físico. Si queremos apartar un pensamiento de nuestra mente hay que poner la mente en el corazón y sentir el estado emocional de paz, de calma y tranquilidad.

Para conseguir la relajación mental, nos ayudará la concentración, la imaginación, la voluntad y la paciencia.

Para practicar la relajación mental, hay algunas claves:
- Acostumbrarse al silencio verbal y mental ante cualquier tipo de acoso.
- Acostumbrarse a vivir en el presente. En el aquí y el ahora.
- Acostumbrarse a tener paciencia.

- No dejarse atrapar por los deseos, las preocupaciones, los problemas...
- Deberíamos tener la mente de un niño.

Liberarse de la mente equivale, de hecho, a despertar la conciencia, a terminar con el automatismo y la mecanicidad.

A medida que nuestra capacidad de comprensión aumenta, va cesando la actividad mental, favoreciendo y acelerando el proceso de su relajación.

La comprensión instantánea de las circunstancias de la vida y sus impresiones, vacían la mente de la actividad permanente.

La herramienta más poderosa para la relajación mental es el uso de las mantras, que son sonidos capaces de calmar la mente y nos preparan para la meditación.

MANTRA PARA CALMAR LA MENTE

La mente no se debe forzar nunca porque se daña. Las cosas no se deben aprender de memoria, sino por comprensión.

En la escuela, en la universidad, en el trabajo... utilizamos la mente haciendo un uso excesivo de ella y hoy nos encontramos con el inconveniente de tener una mente que no deja de pensar. Relajar la mente se nos hace difícil.

La actividad mental excesiva perjudica seriamente el equilibrio que debe haber entre la mente y el corazón, ya que hemos hecho crecer la mente a costa de olvidarnos del corazón.

La mente no lo es todo, ella nos sirve para razonar, entender, pero no es capaz de comprender, porque esta es una facultad del corazón.

La mente se ha vuelto desordenada, caótica, caprichosa... nos lleva a perder la claridad mental, nos empuja hacia el desequilibrio... todo ello es el resultado de la manifestación de nuestros defectos psicológicos.

Debemos frenar su actividad en el diario vivir, para no caer en los estado de ofuscación, aturdimiento, etc. y poder prepararnos para iniciar el camino de la relajación mental. Nuestro propósito es poder calmar la mente cuando la sintamos muy agitada.

La mente se puede calmar con el uso de los mantras como por ejemplo el sonido "MOMUM".

MOMUM

MO = mente
MU = corazón
M = energía (vehículo etérico)

"Momum" conecta la mente con el corazón, condición indispensable para el cese de la actividad mental. Se puede practicar durante la actividad diaria o antes de sumergirnos en la meditación. Llegar a calmar la mente es el objetivo básico de la meditación. Si la mente no se calma, la meditación es imposible.

Durante la meditación, la conciencia en ausencia de la actividad mental puede ver con claridad nuestro espacio psicológico, que es nuestro mundo interior, donde se encuentran las formas arquetípicas o imágenes mentales de nuestros defectos psicológicos.

Con la ausencia de la actividad mental, adviene la paz en la tranquilidad del no pensamiento.

RELAJACIÓN MENTAL CON EL MANTRA "MOMUM"

Con la práctica de la respiración consciente y la relajación física, podemos introducirnos en la relajación mental y la meditación.

- Haremos unas respiraciones conscientes.
- Relajaremos el cuerpo físico.
- Dejaremos la mente en blanco unos instantes, tratando de no pensar en nada. Alejaremos toda preocupación, poniendo en actividad la conciencia sobre la mente, para llevarla después al corazón.
- Cantaremos "momum" con la mente puesta en el corazón, con suavidad, dulzura y profundidad. Al princio podemos vocalizar verbalmente, después mentalmente, y para acabar siempre tenemos que pronunciarlo con el corazón, dentro del corazón mismo.
- Este MANTRA se pronuncia así: MMMOO... MMMUUUMMM... MMMOOO... MMMUUUMMM... Durante diez minutos como mínimo.
  La relajación debe ser intensa, honda, en una entrega profunda al corazón. No dejaremos que otro pensamiento se interponga en la mente, sólo el mantra resonando en el interior de nuestro corazón. No pensemos nada, sólo sintiendo la actitud contemplativa en el corazón.

III
MEDITACIONES

He escogido estas meditaciones para empezar a practicar la visualización con la voluntad, la imaginación, la atención,... Todo ello dirigido por nuestra conciencia.

Meditación de la rosa

Formamos parte de todo lo que nos rodea, también del Universo o Universos, y todo nos influye e influimos en todo.

Adoptamos una postura cómoda. Cerramos los ojos al mundo físico y concentrados en nuestro corazón abrimos la puerta que nos lleva a nuestro paisaje interior.

Visualizamos la primavera y caminamos por ese paisaje, oímos el cantar de los pájaros, el sonido del río, el olor de la tierra...

Nos agachamos para cavar un agujero en la tierra negra y fértil, donde plantamos la semilla de un rosal. Colocamos la pequeña semilla de color marrón, la cubrimos de tierra y la regamos.

Vemos cómo la semilla empieza a resquebrajarse y cómo van saliendo y se esparcen sus raíces, absorbiendo el agua y los nutrientes de la tierra para poder desarrollarse...

Nos damos cuenta de cómo va saliendo, en la parte superior, un pequeño tallo verde que, poco a poco, va buscando la luz del sol y visualizamos cómo sale a la superficie y, en este momento, tomamos conciencia de la muerte de la semilla para que nazca la planta.

Visualizamos cómo a a ese tallo verde le van saliendo unas yemas y cómo esas yemas se van desarrollando en ramitas y a cada rama le van saliendo sus hojas de color verde, hojas acorazonadas con su pedículo en el centro y sus ramificaciones y a cada rama las espinas, que poco a poco pasan del color verde al color marrón y se van haciendo más duras.

Visualizamos cómo al final de cada rama se va formando un capullo de color verde que poco a poco se va abriendo y empezamos a ver el color de la rosa, la corola, los pétalos, los estambres y los pistilos.

La rosa cada vez se hace más grande y adquiere todo su esplendor y toda su madurez y percibimos su color, su olor, sentimos su tacto aterciopelado.

Vemos cómo al llegar a su madurez, la rosa empieza a perder sus pétalos, la planta pierde sus hojas, los tallos se vuelven leñosos... Visualizamos cómo muere la planta, pero ya ha dejado sus semillas.

Meditamos en el rosal. Percibimos la planta en toda su madurez y que formamos parte de la rosa y la rosa forma parte de nosotros.

Observemos el rosal con nuestro vehículo intelectual. A través del intelecto recibimos información de tipo científico, medidas, tipos, colores, fragancias, ¿para qué sirve la rosa?, ¿qué nos recuerda? Nos trae recuerdos de momentos festivos, gratos y tiernos.

Observemos el rosal con nuestro vehículo emocional. Nos da datos emocionales; nos da sensaciones, alegría , nostalgia, anhelos de regalarle a alguien una rosa, sentimientos de amor, de felicidad, de afecto... Sintamos qué emociones nos mueve la rosa.

Observemos el rosal con nuestro vehículo motor-instintivo-sexual. Nos da los datos que nos llegan a través de los cinco sentidos, las sensaciones, el color, el sabor del pétalo, el olor, su tacto, que pincha, que hay que cuidarla...

Meditemos, observando el rosal a través de la conciencia. El intelecto en conciencia nos informa de cuál es la función de todos los rosales del mundo. Esta función es quitar las penas y activar el estado emocional.

El emocional en conciencia nos da la comprensión, nos informa del valor que encarna el rosal, que es el amor desinteresado, el amor incondicional. La rosa es la reina de las flores. La rosa está influenciada por Venus, la estrella del amor, la rosa es el símbolo del amor.

Meditación para la curación consciente

Con esta meditación tomamos conciencia de nuestros propios órganos o de cualquier parte de nuestro cuerpo físico que queramos sanar, mediante la energía que emana de nuestro vehículo etérico o de energía vital.

Cuando la conciencia se fija en un órgano, a través de la atención, la energía que circula por el cuerpo físico (que proviene del cuerpo de energía vital) se deposita allí para restablecer la armonía de esta parte de nuestro organismo.

A las personas afectadas de fibromialgia y s.f.c les interesa meditar sobre el hígado porque es el órgano más afectado en esta enfermedad y que además posee más de 500 funciones, la más conocida es la de la desintoxicación, pero todas ellas son necesarias para alcanzar la salud.

Meditación sobre nuestro hígado

(Esta meditación se puede hacer también de cualquier otro órgano o cualquier parte de nuestro organismo que tengamos afectado)

- Nos ponemos en una posición cómoda, que permita relajarnos y cerramos los ojos.
- Practicamos unas cuantas respiraciones conscientes, nos relajamos física y mentalmente y vamos sintiendo sólo nuestro interior.
- Vemos el cuerpo físico con la imaginación y lo sentimos con la emoción, recorriendo nuestra anatomía con atención. Trabajaremos con la voluntad, la atención y la imaginación. No estamos ante un comportamiento mecánico, sino consciente. Podemos, ahora, volvernos conscientes del hígado y sentimos ser el mismo hígado. Nos absorbemos con toda nuestra capacidad consciente en él.
  Nos pondremos en actitud de visualizarlo. Al poco tiempo empezaremos a darnos cuenta de que estamos viendo su forma, compuesta por dos lóbulos, derecho e izquierdo, y su cara visceral, cóncava, dando forma a una especie de H. Su color rojo vino; su consistencia esponjosa; su superficie lisa y brillante; su estructura y composición. También los vasos sanguíneos, la vena porta, la arteria hepática y los vasos linfáticos. Los conductos y los hilos nerviosos.
  Sus funciones, que son la glandular, la excretora, la de almacenamiento, la metabólica y sobre todo la de desintoxicar.
- Estamos sintiendo cada parte del hígado, su trabajo, el flujo sanguíneo, las corrientes nerviosas, los movimientos energéticos, cada una de sus moléculas. El hígado está vivo... y le mandamos energía de nuestro vehículo etérico y de nuestro vehículo mental.
  Dirigimos la atención donde queremos y hacia allí enviamos energía y de este lugar recibimos información.

Así nos damos cuenta que no somos la imaginación, la manejamos; que no somos la voluntad, la utilizamos; que no somos la atención, sino que la usamos...

¿Quién está haciendo todo esto? Es la conciencia.

La conciencia reside en el corazón, estamos reconociendo, en conciencia, nuestro hígado y, en consecuencia, dirigiendo las energías internas hacia él, con el privilegio que ello supone de regeneración, equilibrio, curación, etc. Siempre en función de la capacidad de la propia conciencia.

IV
SUGERENCIAS PARA UNA VIDA SANA

Está demostrado que el sedentarismo nos lleva a la enfermedad y el ejercicio a la salud. Dejar el coche y andar siempre que se pueda es una solución muy saludable.

1) **Caminar**

   Thomas Jefferson dijo: "El soberano vigorizador del cuerpo es el ejercicio y, de todos los ejercicios, caminar es el mejor".

   Las ventajas de caminar son iguales a las obtenidas de cualquier otro ejercicio, con la mitad de riesgo de lesionarse o agotarse.

   Media hora de paseo cada día te ayuda a:

   - Controlar tu peso, aumentando el ritmo metabólico basal.
   - Mejorar la circulación en cantidad y en calidad, calentando así las manos y los pies.
   - Evitar los problemas cardíacos.
   - Ayudar a la digestión y eliminación de los alimentos.
   - Moderar el apetito.
   - Mantener los huesos sanos y fuertes.
   - Eliminar las tensiones y las preocupaciones.
   - Prevenir los problemas respiratorios.
   - Eliminar grasa.
   - Tonificar los músculos, en especial muslos, pantorrillas y caderas.
   - Mejorar la vista.

   Caminar crea un "segundo corazón", ya que los músculos de los pies, pantorrillas, muslos, nalgas y abdomen se contraen y relajan rítmicamente. También lo hace el diafragma, que es un músculo muy poderoso porque interviene en la respiración.

   Al contraerse y relajarse reiteradamente nuestros músculos aplastan las venas, moviendo la sangre hacia el corazón, actuando de ayuda como un segundo corazón.

Cuando no andamos, la sangre tiende a estancarse en el vientre, caderas, muslos y pies. La circulación se hace más lenta y el corazón debe trabajar más para asegurar que llegue oxígeno a todo el organismo. Si permanecemos de pie o sentados durante largos periodos, el cerebro también sufre la falta de oxígeno. Lo ideal es empezar el paseo de una forma más bien lenta para calentar la musculatura, para después pasar a una forma más rápida pero cómoda. Los brazos tienen que colgar libremente a ambos lados y la cabeza erguida. El ritmo es la clave. Mejor buscar un parque, un camino en el bosque o una larga playa, pero la ciudad también tiene largas avenidas para, si es posible, no romper el ritmo. La mañana es el mejor momento para caminar. Los científicos dicen que cuando caminamos producimos endorfinas, las hormonas de la felicidad. Podemos alargar esta media hora diaria paulatinamente hasta que se convierta en una hora.

Cuando no podamos andar os sugiero, tal como lo hice en el primer libro (Hablemos de fibromialgia), la técnica Nadeau, que en tan sólo 20 minutos hacemos una gran oxigenación celular.

2) Alimento y bebida

Comer y beber cuando se tenga realmente hambre y sed. La mayoría de veces bebemos y comemos demasiado a menudo. El resultado es la fatiga y el problema de la obesidad.

Si las comidas están bien equilibradas no es necesario comer demasiado. Masticar bien cada bocado, intentando que sea como mínimo 20 veces para que se convierta en casi líquido debido a la mezcla con las enzimas de la saliva.

La acción de beber también tiene que ser lenta, a sorbitos, y nunca fría de la nevera.

Otra sugerencia es acabar con la costumbre de cenar tarde. Si comes una hora antes de acostarte, no es saludable por dos razones: 1) no podrás dormir bien mientras el aparato digestivo está lleno de comida, haciendo la digestión, y 2) no se puede digerir bien la comida mientras se está durmiendo. El resultado es que la comida se estanca en el aparato digestivo y que el descanso nocturno es menos completo y reparador.

3) Dormir

Para dormir tranquilo y profundamente es bueno irse a la cama como muy tarde a las 12hs y despertarse temprano. Los especialistas en sueño dicen que el descanso más reparador se consigue entre las nueve de la noche y las tres de la madrugada.
Una pequeña siesta siempre es un buen complemento. Evitar dormir demasiado.

4) Limpieza de la cavidad bucal

Se aconseja realizar durante 15 días seguidos. Cada mañana al levantarnos, ponemos dentro de la boca una cucharada de aceite de sésamo. Lo pasamos por toda la cavidad bucal durante 3 minutos y escupimos, sin tragar nada, ya que estará lleno de tóxicos. Seguidamente lavamos bien los dientes y la lengua. Esta limpieza desintoxica y blanquea los dientes.

5) Después de lavar los dientes

Es conveniente limpiar la lengua, sobre todo por las mañanas, con el limpiador de lengua ayurvédico de acero inoxidable.

6) Higiene personal

Es mejor lavarse con jabón puro y evitar en lo posible el uso de productos químicos en la higiene de la piel y el cabello. Es difícil pero no imposible encontrar productos de higiene sin derivados del petróleo; estos derivados son el alcohol propílico (propyl) y el metílico (methyl). También tenemos que evitar los conservantes como los parabenes.
Usar jabones puros y en pequeñas cantidades en axilas, genitales, manos y pies, ya que en el resto del cuerpo es mejor usar una manopla de algodón o una esponja frotando enérgicamente. Esto estimulará la circulación de la sangre a través de la piel.
Si usamos diariamente demasiado jabón por todo el cuerpo, dañaremos las bacterias beneficiosas de la piel. Tras lavarse con jabón, cuesta unas dos horas y mucha vitamina C reemplazar el llamado "manto ácido". Una vez a la semana enjabonamos todo el cuerpo.

Es aconsejable periódicamente, por ejemplo una vez al mes y dentro de la ducha, hacernos un *peeling* en todo el cuerpo con aceite de sésamo previamente calentado, al que le añadiremos sal completa.

Después de frotarnos, nos ducharemos con agua caliente y enjabonaremos sólo las partes antes mencionadas.

Evitar los baños calientes prolongados, ya que el cuerpo pierde sales.

Como hidratantes podemos sustituir las cremas por aceite de sésamo en invierno y de coco en verano. Las mascarillas por arcillas. Los tónicos por jugos de limón diluidos en agua.

Los productos para la piel tienen que ser lo más naturales posible.

7) **Limpiezas periódicas necesarias para nuestra salud.**
Es conveniente seguir este orden:
1º Limpieza desparasitante. Al finalizar, seguir con:
2º Limpieza renal
3º Limpieza hepática y de vesícula
4º Limpieza intestinal
Todas estas limpiezas están pautadas en los libros de la Dra. HULDA CLARK y de ANDREAS MORITZ.

8) **Para prevenir enfermedades de garganta, nariz y oídos; mejorar la visión, las alergias...**
Introducir diariamente 2 gotas de aceite de sésamo en cada fosa nasal e inhalar profundamente (sequedad yang) o bien agua de mar (mucosidad yin). También dos gotas de aceite en la cavidad auditiva y seguidamente taparla con un algodón para no manchar.

9) **La ropa**
Es recomendable llevar ropa de algodón o lino en contacto directo con la piel. Cambiar la ropa de la casa que sea sintética (sábanas, mantas, alfombras) por otras de fibra natural.

10) **Plantas y ventilación**
Las plantas, en el interior de la casa, refrescan y oxigenan el aire, contribuyendo a crear un ambiente más relajado y feliz.

Ventilación: incluso en invierno, es bueno abrir cada día las ventanas para permitir el aire fresco, evitando las corrientes de aire.

No es bueno para las personas enfermas de fibromialgia pasar frío, ya que la musculatura se contrae aún más de lo que está, para evitar la pérdida de calor corporal. Si consideramos que esta enfermedad está incluida dentro de la reumatología, la humedad es otro factor que aumenta el dolor.

11) Aparatos eléctricos

Casi todos los aparatos eléctricos agotan nuestra energía cuando están funcionando largo rato cerca de nosotros, ya que producen iones positivos. Por el contrario, la naturaleza con sus plantas en crecimiento, cascadas, lluvia, etc, produce iones negativos. Los iones negativos tienen un efecto calmante. La exposición prolongada a iones positivos producidos por: luz fluorescente; ordenadores; microondas de la cocina (no recomendado); televisión (es mejor verla a mucha distancia); secadores de pelo; cepillo de dientes eléctrico; … pueden llegar a ser dañinos para la salud. La cocina de gas es la más aconsejable.

12) Sugerencias generales para el día a día

- Es bueno mantenerse mentalmente y físicamente activo con descansos periódicos para la respiración-relajación-meditación.
- Es recomendable vivir en espacios limpios, ordenados y aireados. Cuanto más simple y austera sea la decoración, o sea nuestro mundo exterior, más claridad mental en nuestro mundo interior.
- Valora la naturaleza y ponte en contacto con ella siempre que puedas. Anda por la montaña, pasea descalzo por la playa...
- A la hora de comer, agradece los alimentos y siente que es el mejor momento para dejar a un lado las preocupaciones y deberes que alteran una digestión adecuada. Es mejor apagar el televisor y aprovechar este rato para una conversación tranquila con la familia.
- Ir mucho al cine y ver en exceso la televisión, afecta la mayoría de las veces a nuestro vehículo emocional, llevándonos al desánimo.

- No reprimir nada. Responder a todo con criterio propio, aunque nos equivoquemos.
- Defiende tu verdad hasta el final.
- Es conveniente saber escoger en cada momento lo que más nos conviene usando el discernimiento.
- Verticalizar, llevando la mente al corazón y a la acción, todo en la misma dirección.
- Restar importancia a las dificultades de la vida y aprender de ellas.
- Sintonizar con la música y bailar libremente.
- Tomar iniciativas para llegar a la acción.
- Aprender a dar órdenes, empezando por algo tan simple como: "¿me traes un vaso de agua, por favor?"
- Buscar un hobby y cada día avanzar en él, como un reto. Esto nos reforzará la fuerza de voluntad, para llegar siempre a la acción.

V
VERTICALIDAD A TRAVÉS DEL MOVIMIENTO ESPONTÁNEO E INTERCAMBIO DE ENERGÍA

Verticalidad a través del movimiento espontáneo:
La verticalidad a través del movimiento espontáneo (V.M.E.) es una práctica que se realiza cuando el dolor ha disminuido considerablemente.

No estamos bien equilibrados ni verticalizados. Para comprobarlo tan sólo es necesario pesarnos en dos básculas, poniendo un pie en cada una de ellas. El resultado es que nos daremos cuenta que cada básculas nos muestra un peso distinto, incluso a veces con una diferencia de 10 kg.

Conseguimos reequilibrarnos de la siguiente forma:

1) Golpeamos ligeramente con la mano en forma cóncava, un punto de la espalda de la persona que queremos equilibrar, esta zona se encuentra en la espalda después de la 7ª cervical, aproximadamente, a la altura del corazón.

2) Hacemos un ligero masaje en la zona golpeada.

3) Invitamos a la persona a que durante unos diez minutos realice movimientos completamente espontáneos, libres y lentos que vayan acompañados de la respiración consciente. Se pueden hacer los ejercicios de pie, sentada encima de las piernas, sentada en una silla, en el suelo...

4) La persona se pesará nuevamente y nos daremos cuenta que el peso en ambas básculas ya no difiere tanto e incluso puede que sea exacto.

¿Que es lo que ha sucedido?

Hemos alineado durante diez minutos el pensar, el sentir y el actuar de una manera libre y espontánea, siguiendo el movimiento que nos dictan las necesidades de nuestro cuerpo y con conciencia y esto es lo que nos equilibra y verticaliza. Nada más ni nada menos.

Intercambio de energía:

Para el intercambio de energía es indispensable que la persona que lo practique esté de acuerdo en compartir su energía, durante unos minutos, con otra persona y que la escoja según sus afinidades.

La duración de esta práctica no está establecida, ya que depende de la comodidad de ambas personas. Cuando una de ellas se canse de mantener la postura a la que está obligada, se parará.

Se practica en grupos de dos personas y consiste en dos métodos diferentes:

Opción A:

1) Evaluación de la zona del cuerpo que más duele en ambas personas.
2) Las dos personas colocarán la mano en el punto que más le duela a la otra persona, buscando la posición más cómoda para ambas.

Opción B:

Cambia el punto 2, cada una de las dos personas pondrá la mano encima de la otra persona, pero en el punto que a ella más le duela.

Una vez probados los dos métodos, practicaremos aquel en que el intercambio de energía ha producido una mayor mejoría.

Postura para la regeneración del cuerpo físico:

- Nos colocamos en posición horizontal sobre el suelo, delante de una pared y cerca de ella.
- Levantamos las piernas, apoyándolas en la pared, de manera que queden en posición vertical.
- Los brazos y las manos a ambos lados del tronco.
- Empezaremos con dos minutos, ya que la posición no es muy cómoda, y luego iremos aumentando, unos segundos cada día, siempre sin llegar al punto de sentir fatiga.

Esta es una postura extraordinaria para las personas que anhelan rejuvenecer el cuerpo y aliviarse de cualquier enfermedad.

La relación del cuerpo físico con el alma es una realidad conocida, es por eso una ventaja la intervención de nuestra parte espiritual en nuestra parte física. Esta conexión se hace a través del corazón, donde pedimos a nuestro Ser que intervenga en el proceso de equilibrio del cuerpo físico.

ACCIÓN
CAMBIOS. ALIMENTACIÓN

"La alimentación macrobiótica nos conecta con la naturaleza y es regeneradora, rejuvenecedora, revitalizante, depurativa, equilibrada, proporcionada y sin químicos. Nos sana física, emocional y mentalmente"

"La macrobiótica no es aceptada en Occidente, por dos motivos: no se admite que los alimentos puedan curar y altera los intereses económicos del sistema"

ÍNDICE
ACCIÓN: CAMBIOS. ALIMENTACIÓN

Introducción

INTRODUCCIÓN

ACCIÓN:
CAMBIOS. CAMBIO DE ALIMENTACIÓN

ACCIÓN:

La vida de cada persona son sus obras y sus obras son su acciones. Ellas nos mostrarán su nivel de ser.

CAMBIOS:

"El cuerpo, como reflejo de nuestra vida, grita que algo hay que cambiar".

¿Podemos cambiar? Sí, obviamente, haciendo primero de todo un acto de poder: **YO QUIERO CAMBIAR.**

Nosotros no podemos cambiar a nadie, lo único que sí podemos hacer es cambiarnos a nosotros internamente. Cuando mejoramos internamente mejoramos externamente y, también mejora nuestro entorno. Sólo la conciencia puede cambiar algo, porque para hacerlo hay que darse cuenta de este algo.

Sólo nos podemos curar si sabemos que estamos enfermos. Tenemos que descubrir el defecto psicológico en la acción y comprenderlo. ¿Qué cambios son necesarios para sanar?

Hay seis cambios indispensables que producen una nueva persona. Todos ellos son importantes en este camino. Si vamos avanzando en el primer cambio, vemos que los siguientes son más fáciles. Cada pequeño avance, en cualquiera de ellos, repercute en el resto, haciendo más eficaz el proceso.

Los cambios nos cuestan, pero cuando comprendemos su necesidad, avanzamos rápidamente en ellos. Algunos se graban en nuestra naturaleza instintiva en apenas dos semanas. Un resumen de estos cambios es:

1) Cambio de actitud. Dejamos de sentirnos víctimas para hacernos responsables; dejamos de ser pasivos para ser activos, no esperamos que nos curen. Tomamos nuestras propias decisiones, dirigiendo nuestra vida.

2) Cambio de estilo de vida. Bajar el nivel de actividad y de

autoexigencia personal. Simplificamos al máximo nuestra vida, dejando atrás todo lo superfluo, todo lo que no es necesario. Esto hará que dejemos el estrés y nuestra vida se destense. Para relajarnos nos ayudará tanto la meditación como el ejercicio físico diario.

3) Cambio de estructura psicológica. Nos tenemos que cuestionar y ser críticos con las creencias de los patrones culturales, sociales y familiares que hemos aceptado como nuestra verdad, ya que son el filtro de nuestros pensamientos y emociones, condicionando el camino hacia la curación.
La curación llega cuando somos capaces de reconocer y modificar la forma de pensar. No se trata de derribar nuestra estructura psicológica, sino de sustituir lentamente lo que es falso, por nuestra verdad, que es nuestra experiencia vivida y comprendida. Sustituir algunos aspectos del conocimiento de los patrones establecidos por el conocimiento adquirido (que hemos explicado en el Tema VI del Auto-conocimiento).

4) Cambio de relación con el entorno. Tenemos que aprender a dirigir nuestra vida, no dejar que nos la dirijan. Para ello será necesario que aprendamos a decir no, sin sentirnos culpables. Siempre que alguien nos proponga alguna actividad, nos haremos dos preguntas: ¿Me conviene? ¿Me hace ilusión? Si alguna de las dos respuestas es "no", obviamente no lo haremos.
Cuando pensemos en hacer algo, lo haremos. Sino, mejor dejamos de pensarlo, no daremos continuidad al pensamiento.
En nuestro entorno, con nuestra familia y las personas que tenemos más cerca en el día a día, veremos sus defectos, pero también admiraremos sus cualidades. Ellos son nuestro espejo, sus defectos están en nuestro inconsciente, son lo que a nosotros nos sobra. Las cualidades que admiramos son lo que a nosotros nos falta. Trabajaremos en lo que nos sobra y nos falta, según nuestras posibilidades. Los que más no hacen trabajar en este aprendizaje son la familia más próxima (marido-mujer, hijos).
Nos valoramos en función de cómo nos valora el entorno. Ha llegado el momento de no esperar la

aprobación de los demás y de valorarnos por nosotros mismos.

5) Cambio de hábitos. Si no cambiamos los hábitos, seguiremos con la misma vida y no es posible la curación. Los cambios nos llevarán a una gran transformación de la manera de pensar, sentir y actuar, que generarán una nueva persona. Cambiaremos los hábitos que perjudican, especialmente a nuestra salud. Entre ellos, el principal es el cambio de alimentación. Hemos de comprender que somos lo que comemos a todos los niveles (físico – psico-emocional y espiritual).

6) Cambio espiritual. La enfermedad es un punto de inflexión, un aviso, que si se aprovecha es un impulso en el desarrollo y evolución de la conciencia. La conciencia nos hace responsables y coactores de nuestra salud. Para realizar este cambio nos ayudará:
- La Meditación conscientemente
- La introspección que nos lleva a descubrir lo que nos falta (valores) y lo que nos sobra (defectos) para trabajar en la expansión de la conciencia que nos transforma en una nueva persona.
- La reconciliación con el pasado. Es fundamental perdonarnos, amarnos y agradecer, eliminando así las memorias tóxicas; eliminar el miedo al futuro para poder vivir el presente. Para esta reconciliación y eliminación tenemos la práctica del Ho'oponopono, sintetizada en el tema de los 7 principios.

Entre estos cambios descritos en el primer libro y sintetizado en este segundo, destaca sin duda, en el cambio de hábitos, el cambio de alimentación.

CAMBIO DE ALIMENTACIÓN

Si consideramos que el espíritu y la materia son lo mismo, son los dos extremos de la misma unidad, comprenderemos que ambos necesitan de alimento.

Si la primera y la segunda parte de este libro es el alimento de nuestro espíritu, esta tercera es el alimento del cuerpo físico y del vehículo etérico o de energía.

CUANTO MEJOR ALIMENTADOS ESTEMOS ESPIRITUALMENTE, MENOS ALIMENTO FÍSICO NECESITAREMOS.

Estas dos clases de alimento también se relacionan y comunican dentro de nosotros, para formar la unidad.

Si realmente buscamos la salud, recomiendo un cambio radical de la alimentación, tanto en su calidad como en su cantidad y proporción.

Los cereales integrales, las verduras frescas, las algas, las legumbres y las semillas, tienen implícito el cuerpo etérico o de energía, tienen vida. Para alimentarse adecuadamente, necesitamos transferir la energía del mundo vegetal al ser humano.

Tenemos que poner la mirada en los países orientales como por ejemplo Japón, donde el hombre acostumbra a alimentarse sin excesos y su salud es mucho mejor que la media occidental.

La alimentación macrobiótica se basa en la filosofía oriental yin-yang, que busca siempre el equilibrio, la proporción y el respeto a la naturaleza, que es nuestra gran sanadora.

Tenemos primero que comprender la necesidad de este cambio, porque si actuamos sin compresión, si actuamos porque nos lo han dicho, no sirve de nada. Tarde o temprano volveremos a cometer los mismos errores, volveremos a la alimentación que ha participado de nuestra enfermedad.

Para llegar a esta comprensión, recomiendo un libro que, entre todos los que he leído sobre macrobiótica, ha sido el que más me ha ayudado, porque gracias a él he comprendido la necesidad de cambio. Su nombre es "Le Zen Macrobiotique ou l'Art du Rajeunissement et de la longévité" de Georges Ohsawa (Librairie Philosophique J.Vrin. Paris), en francés.

Y en español, el mismo libro es "Macrobiótica Zen" Publicaciones GEA. Mauricio Waroquiers. Maldonado. Uruguay.

I
ALIMENTACIÓN

Los alimentos tienen dos componentes muy diferentes, uno de ellos consiste en los compuestos químicos como las vitaminas, minerales, proteínas... que son asimiladas por el cuerpo físico y el otro es su vehículo etérico o de energía vital que alimenta al nuestro, por eso es muy importante comer alimentos frescos.

Nuestro cuerpo físico no puede funcionar adecuadamente sin la energía del vehículo etérico del alimento porque se debilita. Un ejemplo de ellos lo tenemos en la alimentación de los astronautas, que siempre es deficitaria.

CONTAMINACIÓN

El ser humano es el resultado de la transformación de los alimentos. Tenemos que tener en cuenta que somos el último peldaño de la cadena alimenticia y que por lo tanto absorbemos las sustancias tóxicas de todos los productos que han contaminado a los vegetales y animales.

Actualmente existe una microcontaminación en los alimentos y productos de uso diario (limpieza y productos corporales), estos últimos están elaborados con derivados de la industria del petróleo.

Uno de los más empleados es el alcohol isopropílico, llamado también propanol, isopropanol y alcohol de friegas, que se acumula en el hígado. Una vez dejamos de usar este producto, nuestro cuerpo lo elimina en pocos días. La mayoría de los productos de uso diario lo contienen. Lo encontramos en el dentífrico, desodorante, champú, tetina de biberón (contiene bisfenol-A), spray y espuma para el cabello, cosméticos, líquido de enjuague bucal y pasta de dientes, café descafeinado, vitaminas, minerales y suplementos (los no naturales y a veces también los naturales), agua embotellada en plástico, azúcar blanco, bebidas carbónicas, zumos de fruta comercializados, comida procesada... En definitiva, una lista interminable.

LA SAL

Una sustancia muy importante en nuestra alimentación es la

sal.

La sal que consumimos sólo tiene dos elementos: el cloro (Cl) y el sodio (Na). Pero la sal realmente tiene 84 elementos, como nuestro cuerpo, y necesitamos los 84 (los 82 elementos restantes van a la industria para la transformación de los procesos industriales).

¿Qué hace nuestro organismo con el ClNa? Nuestro cuerpo busca los otros elementos que faltan dentro del organismo para conseguir la unidad, lo que representa un problema para nuestra salud, ya que para expulsar lo que no puede unificar utiliza el agua celular. Cuando el organismo no puede sacrificar más agua celular, cristaliza la sal conjuntamente con los aminoácidos de origen animal y forma cristales de ácido úrico. Esto da lugar a la artritis, artrosis y diversas enfermedades reumáticas.

Con la sal de cristal pura podemos equilibrar nuestro cuerpo para autocurarnos de problemas pulmonares, de hígado, aumentar la capacidad mental, eliminar la fatiga crónica, etc.

Hemos de tomar la sal completa, sin refinar, sin aditivos, como el yodo y el flúor, y sin blanquear.

EL AGUA

El otro elemento de vital importancia es **el agua**, que tiene que ser bioquímicamente pura y biofísicamente viva, o sea, con energía.

Para conseguir un agua de estas características podemos usar una serie de filtros. No todos los filtros que hay en el mercado son aceptables. Tenemos que estudiar cuáles son los que cumplen las dos premisas mencionadas.

Recomiendo el **Agua destilada** (de consumo humano) con 10 gotas de agua de mar para las personas enfermas. Más información en el libro "Alimentación, energía vital en el Cáncer").

La bebida más recomendada por sus múltiples propiedades es el té verde: té bancha (más yin, de hojas), y té de tres años kukicha (más yang, de ramas).
Estos dos tés se consideran, en Oriente, una medicina, ya que contienen:
- vitaminas A,C,E.
- Antioxidantes
- Catequinas (se usan para frenar el cáncer)
- Polifenoles (taninos, flavonoides)
- Minerales (calcio, cobre, sodio, fósforo, zinc, cobalto, magnesio, cromo, níquel, selenio, aluminio, hierro, flúor

y, sobre todo, potasio y manganeso).
- Aminoácidos (glicina, lisina, leucina, arguinina, fenilaglicina, lanina, asparaguina, ácido aspártico, ácido glutámico, triptófano, serina, tirosina y teanina -activadora del cerebro-, así como medicina para el cáncer).

Otras bebidas para las personas afectadas son: el agua mineral y las infusiones, recomendadas para el hígado (hierba de San Benito -Cnicus Benedictus-, cardo mariano, salvia, tomillo, boldo, diente de león, cola de caballo, manzanilla, comino, ortigas, remolacha, cúrcuma, etc.).

Alimentos no recomendables

Está demostrado científicamente que para restablecer la salud es conveniente dejar las carnes, los huevos, los lácteos, el azúcar, los edulcorantes artificiales, las grasas saturadas, las trans o hidrogenadas, también los alimentos elaborados con harinas blancas y las bebidas industriales. Los alimentos que por sus ingredientes son un ejemplo que hay que dejar son los de pastelería y los de bollería industrial (harina blanca, huevo, leche, grasas saturadas, azúcar, aditivos químicos...)

El **azúcar**. ¿El azúcar es una droga? El azúcar crea adicción. No se digiere, va directamente a la sangre, causando una serie de alteraciones físicas y mentales en el consumidor. El exceso de azúcar puede producir dos enfermedades: la diabetes y la hipoglucemia. Hace subir el nivel de glucosa en la sangre, así el páncreas es obligado a producir una cantidad extra de insulina, que es enviada a la sangre, produciendo una bajada del nivel de glucosa. Esto, a su vez, produce en el cuerpo la necesidad de ingerir más azúcar y el páncreas entra en confusión. Hoy existen millones de diabéticos en el mundo y sólo en Estados Unidos mueren más de trescientos mil por año. La acidez causada por su consumo predispone al cuerpo a infecciones como conjuntivitis y también a la acción de virus y bacterias.

Para sustituir el azúcar, hay formas de endulzar de una manera más sana: el amazake o dulce de arroz (antes de usarlo hay que cocerlo unos minutos), melazas de cereales (arroz, cebada, maíz...), zumo concentrado de manzana, etc. También, recientes estudios de la planta stevia demuestran que es un endulzante con numerosas propiedades terapéuticas que debemos considerar.

En general, los endulzantes hay que utilizarlos con moderación, ya que nuestro organismo sólo necesita sal. El dulce lo fabrica él mismo principalmente a través de los hidratos de carbono de los cereales.

La **carne roja** también deja una sobrecarga de residuos ácidos en el cuerpo, en sangre, fluidos y tejidos. Estos residuos son los ácidos úrico, fosfórico y sulfúrico. Para neutralizar estos ácidos del cuerpo utiliza la reserva de minerales alcalinos, como el calcio de los huesos y dientes, produciendo osteoporosis. Una vez neutralizados los ácidos, quedan residuos de urato de calcio, que son depositados en los tejidos blandos y calcifican en formas sólidas, que van depositándose en arterias (arteriosclerosis), en las lentes ópticas (cataratas), en los uréteres y el riñón, en la vesícula biliar, en las articulaciones (artritis), etc. La carne roja tiene de un 30% a un 70% de grasa y colesterol. También tiene gran cantidad de venenos: pesticidas, herbicidas, fertilizantes y parásitos. Alrededor del 16% de todos los adultos en América tienen triquinosis al hacerles una autopsia. La carne roja no contiene fibra, lo que dificulta su eliminación. Contribuye a la incidencia del cáncer. El Dr. A.B. Miller, director del "National Cancer Institute" dice: "La evidencia sugiere que está relacionada con el incremento de cáncer colorrectal, pancreático, mama, ovario, próstata y renal". De las carnes rojas, la peor es la de cerdo, es calificada por muchos como carne "inmunda", ya que sus átomos son tan densos, que activan en nosotros los defectos psicológicos.

La leche y los lácteos (queso – yogur)

Actualmente muchos estudios científicos muestran la leche y derivados como un problema de salud. La pasteurización destruye vitaminas y enzimas para su digestión. La homogeneización puede producir problemas en las membranas celulares del tejido cardíaco. Una de sus proteínas, llamada caseína, es viscosa y pegajosa y se deposita en los intestinos impidiendo la absorción de otros nutrientes, contribuyendo a la fatiga crónica, alteraciones intestinales, enfermedades relacionadas con autoinmunidad (artritis reumatoide), lupus, cáncer, problemas circulatorios, alergias (cutáneas, respiratorias), inmunodepresión, diabetes juvenil, enfermedades otorrinolaringológicas, asma, sinusitis, acumulación de mucosidades (en órganos genitales femeninos y en el aparato auditivo) y nefrosis. También se puede decir, según estudios realizados, que la intolerancia a la lactosa va en aumento. Además, los lácteos no son una fuente de calcio. Así lo confirma el Dr. William Elis, después de numerosos estudios que lo avalan, que opina que los lácteos (leche animal) tienen un gran poder desmineralizante en los adultos.

Los sustitutos de la leche en cuanto a obtención de calcio son, sin duda, las verduras, legumbres, algas y semillas, especialmente la semilla de sésamo tomada en forma de "gomasio". El sésamo tiene 5 veces más calcio que la leche de vaca y se absorbe mucho mejor.

¿Por qué los alimentos mencionados son perjudiciales para la salud? Por muchos factores, pero si queremos sintetizar, diríamos que todos ellos son alimentos que acidifican la sangre.

En una persona sana el PH de la sangre se encuentra entre 7.40 y 7.45. Uno de los minerales más importantes para neutralizar la acidez de la sangre es el calcio, seguido del magnesio, potasio y sodio. De modo que si la alimentación que ingerimos tiende a ser ácida, el organismo extraerá de los huesos, de los dientes y de los tejidos, el calcio suficiente para neutralizar esa acidez. Por tanto, podría desmineralizar y provocar: osteoporosis, caries, uñas frágiles, anemia, problemas digestivos, etc.

Nuestra alimentación, para que esté equilibrada, debe ser un 80% alcalina y un 20% ácida. Si la sangre baja del 7.38 PH, nos podríamos morir. Ella es la que se encarga de buscar el equilibrio a través de robar calcio, magnesio, potasio y sodio. Podríamos decir que la osteoporosis nos ha salvado la vida.

Alimentos ácidos: proteínas animales, lácteos, harinas refinadas, azúcar... pero también nos acidifican la sangre el estrés, los disgustos, los contaminantes, el exceso de ejercicio.

También tenemos que tener en cuenta los **alimentos transgénicos.** La ciencia rompe la cadena molecular con la creación de los alimentos transgénicos. Si continúa, romperá el orden natural que mantiene la unidad. De aquí pueden salir enfermedades, malformaciones, etc, como ya se ha constatado en Francia

Hígado

Es el depositario de todas las emociones. La energía que representa tantas emociones contenidas podría hacer explotar al hígado, por lo que este transfiere esta energía a las partes de nuestro cuerpo que él controla, como son, en primer lugar, los músculos, los ligamentos y los tendones, también las paredes de venas y arterias, debido a la tensión, y la vista.

La musculatura, debido a la tensión que soporta, se va contrayendo, primero empieza por la de mayor tamaño, que es la que reside en la espalda, desde arriba hasta abajo, y después se va distribuyendo por todo el cuerpo hasta una total invasión.

Cuando esta energía se apodera de todo el cuerpo, produce un dolor invalidante, pero si comprendemos la enfermedad y hacemos cambios, podremos recuperar la salud.

El hígado es el órgano que se ocupa de la desintoxicación del organismo. La alimentación es la clave fundamental para ayudar a este órgano en esta función.

En el primer libro, **Hablemos de Fibromialgia**, se destacó que el hígado era el órgano más relacionado con la fibromialgia y el s.f.c porque es, principalmente, el órgano de la desintoxicación y el almacén de glucógeno para que la musculatura tenga energía cuando se precise. El síndrome de fatiga crónica es una evidencia de la falta de glucógeno y la mejor fuente de conseguir glucosa es a través de los cereales integrales.

Alimentación macrobiótica

La dieta macrobiótica es sencilla y se basa en el principio del equilibrio y de la armonía. Nuestras necesidades alimenticias están determinadas por la situación geográfica y climática en la que vivimos, por el tipo de actividad que desarrollamos y por nuestra constitución y sexo.

En nuestra sociedad comemos alimentos con productos químicos, elaborados, refinados, privados de sus componentes naturales completos y, por lo tanto, es un alimento desequilibrado. Esto provoca la alteración del proceso digestivo y la agravación de notables carencias en la alimentación, que complementamos con medicamentos como, por ejemplo, las vitaminas.

Para seguir una dieta macrobiótica se deben utilizar en la medida de lo posible alimentos naturales, es decir, integrales y biológicos.

Los alimentos biológicos no contienen pesticidas, fungicidas, abonos químicos, ni aditivos, que son muy tóxicos para el hígado en particular y para la salud en general.

Cualquier enfermedad nos está mostrando que nuestro cuerpo está saturado de tóxicos. Para superarla será necesario empezar por una alimentación depurativa, como la macrobiótica, que ayude a eliminar dichos tóxicos.

II
LA MACROBIÓTICA
COMO HERRAMIENTA DE CURACIÓN

Esta filosofía no conoce las enfermedades incurables. La macrobiótica enseña a curar sin amputar ni dar drogas. Solo con la herramienta de una alimentación sencilla y natural hace posible la autocuración.

Según la macrobiótica estamos sanos cuando experimentamos lo siguiente:

1) Ausencia de fatiga, tanto mental como física.
2) Buen apetito. No es necesario que la comida consista en un plato *exquisito*; es necesario sentir mucha gratitud con cualquier plato sencillo.
3) Dormir bien y sin pesadillas. Es otro problema sin resolver entre muchas personas. Seis horas son suficientes.
4) Buena memoria.
5) No enfadarse nunca. La macrobiótica ayuda a controlar la ira.
6) Juicio y acción rápidos.
7) Sentido de la justicia.

CÓMO ENFOCAR LA ENFERMEDAD DESDE LA MACROBIÓTICA

Cuando los síntomas manifestados son como los de la fibromialgia, son aconsejables cambios en muchos aspectos de la vida diaria.

1) Adaptación a las condiciones atmosféricas: Mantener la humedad del habitáculo más baja que para otras enfermeades, con más luz solar y una suave circulación de aire en la habitación.
2) Adaptación a la actividad: Es aconsejable el ejercicio físico, excepto en casos de dolor y fatiga extremos, que requieren descanso. El ejercicio físico tiene que ser moderado y con pausas periódicas, con el fin de que la musculatura se recupere.

3) Cambio de clima: En casos de mucho frío, es conveniente mudarse a lugares más cálidos y soleados.

4) Cambio de las prácticas dietéticas: La selección, preparación y forma de comer tienen que ser las adecuadas para restaurar las condiciones físicas, mentales y espirituales hacia un estado más armónico con nuestro medio ambiente.

PAUTAS ALIMENTICIAS

Recomiendo a las personas que deseen recuperar la salud, que asistan a un curso de cocina macrobiótica para aprender los requisitos necesarios y así sacar el máximo provecho de los alimentos.

1) **La cocción**

Aunque se eliminen los alimentos químicos, artificiales e inorgánicos, si no se preparan los alimentos naturales adecuadamente, no se producen los resultados esperados: más o menos calor; uso excesivo o insuficiente de agua, aceites y condimentos; un tiempo demasiado corto o demasiado largo de cocción; el uso de utensilios inadecuados... disminuyen los efectos beneficiosos de los alimentos.

El arte de la cocina macrobiótica requiere de un espíritu de amor por parte de quien lo cocina y de un espíritu de agradecimiento por parte de quien lo come.

2) **Volumen**

Por buena que sea la comida, la efectividad se pierde cuando se come demasiado; por lo tanto, es ideal pararse cuando se está satisfecho en un 80%

3) **Masticar**

Cuanto más masticamos los alimentos, más buenos resultados, ya que la saliva y sus enzimas son el medio para proceder a la primera fase de la digestión. Recomiendo como mínimo 20 veces cada bocado.

4) **El proceso de cambio**

La eliminación de carnes, huevos, lácteos, azúcar y otros edulcorantes artificiales, alimentos refinados y bebidas industrializadas se tiene que hacer gradualmente, disminuyendo la cantidad de alimentos y bebidas no aconsejables y aumentando poco a poco la cantidad de alimentos y bebidas adecuados. Si estamos tomando medicación, se tiene que ir reduciendo gradualmente durante semanas o meses, dependiendo del tipo de medicación y de la dosis.

También hay alimentos sustitutivos intermedios para dar el paso hacia la macrobiótica que nos pueden ayudar a hacer el cambio de una manera más fácil. Por ejemplo, podemos sustituir el azúcar, la miel y el chocolate por melaza de arroz o melaza de cebada, azúcar de arce, algarrobas...

LA DIETA MACROBIÓTICA ADAPTADA A LA FIBROMIALGIA Y S.F.C.
PROPORCIÓN DE LOS ALIMENTOS EN UNA COMIDA

- Cereales integrales: 40%
- Verduras frescas y de temporada que sean biológicas: 30%
- Proteínas vegetales (legumbres, tofu fermentado, tempeh, seitán...) o pescado blanco: 15%
- Algas: 10%
- Fermentos o *pickles*: 3%
- Semillas: 2%

Estas proporciones son orientativas y pueden variar según las condiciones en que nos encontremos , según los factores externos e internos. Las proporciones no tienen que ser iguales para todo el mundo. Estas proporciones son generales, pero variarán en función del lugar donde se vive (cálido, frío), del trabajo que se realice (trabajo intelectual, físico; para el trabajo intelectual es mejor consumir alimentos que concentren y relajen, para proporcionar más fuerza mental).

Estas proporciones también cambian en caso de enfermedad, pues dependerá de si esta es yang (contractiva) o yin (expansiva).

Las proporciones también varían en función de la estación del año, dependiendo de la temperatura exterior.

CLASIFICACIÓN GENERAL DE LOS ALIMENTOS

Desde los más Yin (expansivos de los órganos y tejidos) hasta los más Yang (contractivos). En la zona central de esta clasificación están los alimentos más equilibrados (Yin-Yang) y

mejores para superar la fibromialgia y s.f.c o cualquier otra
enfermedad.

Yin, expansivo
- hielo
- drogas y la mayor parte de los medicamentos
- productos químicos: conservantes, colorantes,...
- bebidas alcohólicas: licores, vino, cerveza
- complementos vitamínicos (especialmente los hidrosolubles)
- azúcar refinado
- azúcar moreno
- edulcorantes, miel, melaza...
- jalea real y polen
- bebidas aromáticas y estimulantes: café, té, menta, tila...
- especias: pimienta, mostaza, curry, nuez moscada
- germinados
- fruta tropical: piña, mango, papaya, kiwi, aguacate, plátano
- fruta de zona templada: cerezas, manzanas...
- aceites
- frutos oleaginosos: nueces, almendras, cacahuetes...
- leche, nata, quesos tiernos (camembert, brie)
- verdura de hoja

Zona de equilibrio
- verduras redondas: cebollas, col, calabaza...
- verduras de raíz: nabo, zanahoria, rábano, chirivía, puerros...
- algas
- cereales integrales: maíz, centeno, cebada, avena, arroz, quinoa, mijo, amaranto, trigo, trigo sarraceno
- semillas oleaginosas: de calabaza, de girasol, de sésamo
- leguminosas: garbanzos, azuquis, lentejas, alubias...
- pescado de agua dulce
- pescado de agua salada: blanco, azul, marisco.

Yang contractivo
- caza: aves, perdices, caza mayor...
- carne: conejo, ternera, buey, cerdo...
- quesos secos (se tarda siete años en eliminar sus toxinas)
- huevos

- caviar
- horneados: pizza, quiches, cocas saladas...
- frutos secos salados, tostados, fritos
- barbacoas
- embutidos
- salsas de soja, miso
- condimentos
- sal

Cantidad de calcio en diversos productos:
- leche de vaca: 125 mg en 100 gr.
- semillas de sésamo: 670 mg en 100 gr crudas
- semillas de girasol: 140 mg en 100 gr crudas
- alga kombu: 810 mg en 100 gr de materia seca
- alga wakame: 1300 mg en 100gr de materia seca
- alga arame: 1170 mg en 100 gr de materia seca
- alga hiziki: 1400 mg en 100 gr de materia seca

Para las personas que padecen fibromialgia y s.f.c es necesario ayudar al hígado y para ello dejar:
- el chocolate
- los productos lácteos
- los fritos
- el alcohol
- los cítricos: naranja, mandarina, etc.
- el melón
- la lechuga y las espinacas
- la judía tierna
- el marisco
- frutos secos porque contienen demasiada grasa, de un 40 a un 50% de grasa.

Por otra parte, **es aconsejable introducir** el arroz integral, como base de la alimentación, juntamente con verduras, legumbres, algas, pickles o fermentados, algunas semillas, pescado blanco,... y tenemos que tener en cuenta las proteínas vegetales.

Pasos para ir introduciendo alimentos adecuados para el hígado

Reduce:	Introduce:
1.- La comida no biológica (conservantes, colorantes, espesantes, potenciadores de sabor como el glutamato monosódico, que es muy tóxico)	1.- Comida biológica.
2.- Carne roja (especialmente el cerdo) y huevos.	2.- Pescado blanco y legumbres
3.- Lácteos y grasas saturadas.	3.- Leche de cereales, arroz y avena, cremas de arroz y avena.
4.- Café	4.- Extracto de chicoria y cereales tostados, pero mucho mejor el té
5.-Verdura congelada o de conserva	5.- Verdura fresca y de temporada
6.- Grasas animales	6.- Grasas vegetales de calidad.
7.- Harinas y cereales refinados	7.- Harinas y cereales integrales como arroz, mijo, cebada, quinoa, maíz, centeno...
8.- Pan blanco	8.- Pan biológico integral
9.- Frutos secos	9.- Semillas de sésamo, girasol, calabaza
10.- Sal blanca	10.- Sal marina completa, sin aditivos
11.- Azúcar	11.- Melaza de cereal, stevia
12.- Aceite de oliva	12.- Aceite de sésamo para cocinar y aliñar, aceite de lino para aliñar.
13.- Comidas preparadas y el uso del microondas.	13.- Alimentos frescos y cocinar al menos una vez al día

DIETA MACROBIÓTICA BÁSICA

DESAYUNO:
Sopa de miso + cereal integral con gomasio + té bancha o té de tres años...

Sopa de miso:
Ingredientes:
- Un cm aproximado de alga wakame
- Agua, algo más de un cazo
- ½ zanahoria mediana
- Una hoja de puerro (la parte blanca y la parte verde) o un trocito de cebolla
- Miso: mugi-miso de soja y cebada (1 cucharada de postre)

Preparación:
Ponemos el agua a hervir.
Se remoja el alga wakame en agua fría (esta agua no se aprovecha) durante 2 minutos.
Cortamos las verduras finas.
Cuando el agua hierve echamos las verduras y el alga, y dejamos hervir un minuto. Seguidamente apagamos el fuego.
Diluimos el miso con un poco de caldo de la sopa y lo incorporamos a ella, una vez apagado el fuego.
Esperamos dos minutos para que el miso haga su movimiento rotativo y ya está lista.

Cereal integral:
El mejor cereal para la salud es el arroz integral, pero también se puede variar tomando otros como la avena, el mijo, la cebada... según las necesidades, las estaciones...

Preparación del arroz
Arroz integral + alga kombu (no se pone previamente en remojo)
Se lava el arroz en un colador y se incorpora al agua que ya estará hirviendo con el alga kombu (una hoja). Una medida de arroz por dos medidas de agua. Cuando el

arroz empieza a hervir se baja el fuego al mínimo, se pone un difusor y se tapa. Se recomienda cocinarlo con olla a presión durante 21 minutos cuando se tiene prisa, si no, mejor con olla normal, 45 minutos y 10 minutos de reposo con el fuego apagado.
Ponemos poca sal porque se come espolvoreando una cucharadita de gomasio.

Preparación del té
Tanto el té bancha como el té kukicha (de tres años) no se hierven. Se vierte el agua muy caliente sobre el té y se infusiona 7 minutos.

ALMUERZO: Proporción de los alimentos en el plato: nuestra propia dentadura nos muestra la proporción de cada uno de los alimentos principales.
En nuestra cavidad bucal tenemos:
- 20 premolares y molares para triturar cereales, legumbres y semillas.
- 8 incisivos para cortar las verduras.
- 4 caninos para desgarrar la proteína animal.

La proporción recomendada en términos generales en la fibromialgia y s.f.c es:
- 40% cereales integrales hervidos con alga kombu + una cucharadita de gomasio.
- 30% verduras biológicas, mejor al vapor o hervidas y, de vez en cuando, salteadas con una cucharadita de aceite de sésamo más una cucharadita de salsa de soja.
- 15% proteínas vegetales o pescado salvaje.
- 10% algas.
- 3% pickles
- 2% semillas de sésamo, calabaza o girasol

Proteínas vegetales:
Legumbres como: lentejas, garbanzos, azuquis... dejar en remojo la noche anterior y, cuando hiervan, sacar la espuma y añadir el alga kombu al agua de la cocción. Tofu fermentado o tempeh o seitán (se tienen que cocer).

MERIENDA:
Té verde + manzana biológica hervida o al horno o al

vapor con tortitas de arroz (dos días a la semana). Otros días sólo tortitas de arroz con té verde. Ver las meriendas en el cap. IV de las recetas.

CENA:

Sopa de mugi-miso (miso de cebada) con verduras + cereales integrales hervidos.

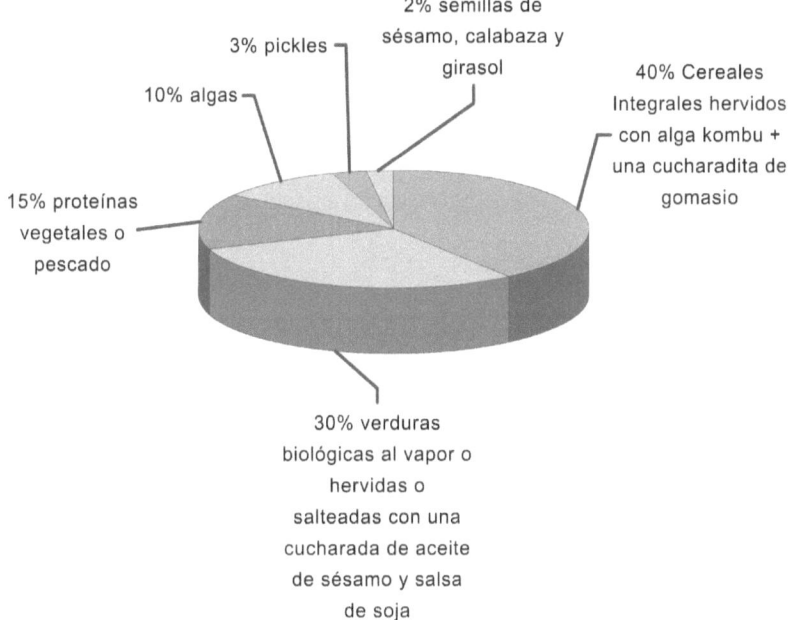

2% semillas de sésamo, calabaza y girasol

3% pickles

10% algas

40% Cereales Integrales hervidos con alga kombu + una cucharadita de gomasio

15% proteínas vegetales o pescado

30% verduras biológicas al vapor o hervidas o salteadas con una cucharada de aceite de sésamo y salsa de soja

RECOMENDACIONES:

Beber muy poco en la cena, beber poco durante el día, sólo cuando se tenga sed.

En comida y cena, se recomienda el alga hiziki (sólo cada dos semanas) y la arame (puede tomarse diariamente como la wakame).

La salsa de soja tiene que ser biológica, ya que si no lo es contiene "glutamato monosódico", que es muy tóxico.

El aceite mejor que sea de sésamo.

Las marcas no importan, lo importante es que sea biológico.

Alimentos biológicos: no contienen químicos, pesticidas, colorantes, conservantes, potenciadores del sabor...
Los cereales integrales, las verduras frescas, las legumbres y las semillas tienen implícito el vehículo etérico o de energía, tienen vida. Para alimentarse adecuadamente necesitamos transferir esta energía del

mundo vegetal al ser humano.

III
CEREALES INTEGRALES Y LEGUMBRES

CEREALES
Los cereales son una concentrada fuente de energía. Pocos vegetales son capaces de obtener tal concentración de nutrientes y con las proporciones tan equilibradas (hidratos de carbono, fibra, proteínas, sales minerales, vitaminas y grasas).

Sus hidratos de carbono se convierten en azúcares (polisacáridos o compuestos) por lo que su asimilación empieza en el proceso de masticación. A continuación pasa por diferentes etapas hasta almacenarse en forma de glucosa natural de reserva para cuando necesitamos un aporte de energía.

La energía de los cereales es estable, no ocasionando los altibajos extremos, ni los cambios emocionales, ni la hiperactividad de los azúcares refinados.

Los cereales integrales en granos enteros retienen durante muchísimos años su esencia, poder nutritivo, energía vital y vida; o sea, el cuerpo etérico (si plantamos un grano de arroz integral, saldrá una plantita). Por este motivo se recomienda utilizar cereales integrales enteros, con su forma original en lugar de los integrales troceados y procesados como las harinas, cuscús, bulgur, sémolas...

Todos los cereales se pueden tomar durante todo el año, aunque cada estación tiene su cereal. Eso no implica que según el estado de la persona (más yin o más yang) decida qué cereal tomar en cada momento.

Los cereales sin gluten
Los cereales sin gluten son los recomendados en la fibromialgia y s.f.c, y son: arroz, mijo, trigo sarraceno (pasta de soba), y los pseudocereales como la quinoa y el amaranto.

El **arroz** es el cereal más nutritivo y más equilibrado (yin-yang), y constituye el alimento principal de la mitad de la humanidad. Es muy recomendable para todas las edades. Existen diferentes variedades con diferentes formas (redondas, alargadas,...) de arroz que se cultivan en diferentes zonas, según el clima y la calidad de los suelos. Escogeremos el redondo, que es el más yang.

El arroz blanco, a diferencia del integral, ha pasado por un proceso de refinamiento en el que se pierde casi todo el contenido de proteínas, de vitaminas del grupo B, de minerales y de fibra, que se encuentra en su cáscara.

El arroz integral es el cereal para todas las estaciones.

Es un cereal muy completo, energético y muy digestivo. No tiene gluten. Eficaz en afecciones hepáticas, úlceras, enfermedades renales, cardíacas, vasculares y para la hipertensión. Su contenido en fibra regula el tránsito intestinal, reduce los niveles de colesterol y previene el cáncer de colon. Su fibra también aporta más vitaminas y minerales que el arroz blanco, que es más astringente.

Su valor nutritivo es considerable por su aporte en proteínas, hidratos de carbono, minerales (sodio, potasio, fósforo, calcio, hierro...), aceites vegetales, provitamina A y vitaminas B1, B3 y B12. Contiene los diez aminoácidos esenciales. Su contenido en grasa es bajo, y por sus porcentajes de albúmina se recomienda para eliminar la retención de líquidos.

De entre todos los cereales, si tuviera que escoger solo uno, sería el arroz integral, ya que es el cereal más equilibrado en sodio-potasio, en yin-yang, y el que más beneficios me ha aportado.

Existen dos variedades de arroz que debemos comer de vez en cuando, el arroz negro y el arroz rojo, especialmente cuando hay anemia.

El **mijo** se puede alternar con el arroz. Es un cereal redondo y pequeño, considerado un cereal yang, ya que tiene mayor fuerza contractiva que expansiva. Es uno de los cereales más energéticos, recomendable especialmente en invierno.

Contiene mucho hierro y magnesio, también calcio y silicio. Aconsejado en la anemia ferropénica, calambres musculares, el embarazo y la lactancia. Es regenerador del sistema nervioso.

Posee todos los aminoácidos esenciales, lecitina, colina, y además vitaminas A, C, y del grupo B.

El **trigo sarraceno** o **alforfón** es un cereal limpio de químicos, ya que si se usan en su cultivo, este cereal muere. Es un "cereal" que limpia, fortalece los intestinos y mejora el apetito. Es eficaz en la diarrea crónica, fortalece los capilares y los vasos sanguíneos, inhibe hemorragias, reduce la presión arterial y aumenta la circulación de las manos y los pies. Es también un protector de las radiaciones provocadas por las radiografías. Un modo de comenzar a tomar trigo sarraceno es a través de la "pasta de soba".

La **avena** es un alimento muy nutritivo que proporciona fuerza y vitalidad, estimula el funcionamiento de la glándula tiroides (es aconsejable para las personas con hipotiroidismo) y mejora la resistencia al frío. Es el **cereal de invierno** por excelencia, pero no quiere decir que lo limitemos a esta estación. De consistencia suave y cremosa, es buena para los intestinos.

La **cebada** fue el primer cereal que se conoció hace más de 4000 años en Abisinia y en Nepal. Es un alimento refrescante y tiene propiedades calmantes, especialmente en las inflamaciones de las vías digestivas y urinarias. Cocida, tiene propiedades recalcificantes en caso de desmineralización. Es el **cereal de primavera** y es muy bueno para el hígado.

La **quinoa**, originaria de los Andes, fue el alimento principal de los Incas. La planta crece en condiciones extremas: gran altitud, temperatura fría, sol intenso, sequedad, heladas, con tierra de poca calidad. Se cocina en menos tiempo que el arroz. Es ligera y con un sabor muy particular. Se puede utilizar en sopas, cremas, potajes, ensaladas, salteados de verduras, salteados de leguminosas... De este cereal destaca su gran cantidad de proteína. Existe también la quinoa roja, que se aconseja tomar de vez en cuando. Es el **cereal de verano**.

El **maíz** es el cereal más rico en grasas. El maíz ejerce una acción reguladora de la glándula tiroides, o sea que es aconsejable para las personas con hipertiroidismo. Es ideal para el verano, pero es algo más indigesto que los otros cereales. Se puede comer como "polenta" en sopas y para acompañar verduras. La mayoría del maíz que se encuentra en el mercado es transgénico, por ello es necesario que lo compremos biológico.

El **centeno** es uno de los cereales de cáscara más dura y puede costar digerirlo si se cocina simplemente en su forma integral. Los países del norte de Europa consumen mucho pan de centeno (es bueno combinarlo con el de espelta). Es un excelente fluidificante sanguíneo. Flexibiliza los vasos sanguíneos y se recomienda en casos de hipertensión y enfermedades vasculares.

Cuando el cereal se procesa, pierde vida, fuerza y vitalidad. Además, sus componentes vitamínicos y aceites también empiezan a decrecer.

En la cocción de los cereales es recomendable utilizar difusor después de que haya empezado a hervir y, una vez cocido, dejarlo reposar de cinco a diez minutos. Cuando se guarda el cereal que no comemos, es mejor que el recipiente, con tapa, sea de cristal o cerámica. El bulgur de espelta, el mijo y la quinoa se cocinan en veinte minutos en olla normal.

Es importante ser precisos a la hora de cocinar cereales integrales y utilizar la cantidad de agua necesaria.

Para poderlos digerir hay que cocinarlos y masticarlos adecuadamente para que nos sienten bien y nuestro sistema digestivo pueda asimilar todas las propiedades nutricionales.

Normalmente, los japoneses no ponen sal a los cereales, sólo el alga kombu. Una vez cocidos, se salan con gomasio, salsa shoyu o tamari. De esta manera se realza el sabor natural del cereal y se incrementa su alcalinidad.

No debemos olvidar otros cereales como la espelta, el amaranto y el kamut con valiosas propiedades.

LEGUMBRES (proteínas vegetales)

Además de ser un buen complemento de los cereales integrales, nos ofrecen un considerable aporte proteínico. Juntos proporcionan un equilibrio completo de todos los aminoácidos esenciales (componentes básicos de las proteínas) que nuestro cuerpo necesita. Es una proteína más fácil de asimilar que la animal.

Se lavarán y se remojarán durante 8 o 10 horas y se utilizará el agua del remojo, porque contiene enzimas necesarias para su digestión.

Debemos ir poco a poco con las legumbres, ya que el cuerpo necesita acostumbrarse y aprender a absorber de forma natural las proteínas vegetales. Al principio es mejor comerlas trituradas en forma de purés, sacándoles su piel, con un colador fino y la mano de mortero.

Para pasar de la carne a las otras proteínas, es mejor cambiar paulatinamente: de carnes saturadas de origen animal a pescado salvaje y después a proteínas vegetales (leguminosas varias veces a la semana, tofu fermentado, seitán y tempeh).

También es mejor: 1) cocerlas con el alga kombu que reduce el tiempo de cocción, les aporta nutrientes y las hace más digestivas. 2) De tres a cinco minutos antes de apagar el fuego echar media cucharadita (tamaño café) por persona de comino triturado, a fin de evitar las flatulencias y darles más sabor. 3) Sazonarlas al final de la cocción con un poco de salsa de soja biológica.

Es aconsejable consumir legumbres a menudo, acompañadas con verduras de raíz y redondas.

El tiempo de cocción de las legumbres dependerá de su tamaño y del momento en que han sido recogidas y secadas. Es importante que las comamos bien cocidas para aprovechar todos sus nutrientes.

Principales legumbres: **lentejas, garbanzos, alubias, azukis**. Estas últimas son muy buenas para los riñones.

La soja es una legumbre muy nutritiva, como veremos en le siguiente tema. La soja no la comeremos hervida como las otras legumbres (ni tampoco en forma de leche) porque además de ser indigesta, contiene ácido oxálico, que junto con el calcio forma piedras de oxalato de calcio en los riñones y muchos otros trastornos en la salud. Sólo la comeremos si está fermentada, como es en el caso del miso, tempeh, salsas de soja, nattô, tekka...

IV
LA SOJA

Es una legumbre muy especial. Es considerada como uno de los cinco granos sagrados; los otros cuatro son cereales y son el arroz, la cebada, el trigo y el mijo.

Los chinos la llaman "Tatou", que significa "legumbre suprema" porque la consideran, además de un alimento, como un medicamento, ya que la usan para:
- Rebajar el nivel de colesterol.
- Combatir el cáncer.
- Reducir la tensión arterial.
- El corazón.
- Regular el nivel de azúcar en la sangre.
- Aliviar los síntomas menstruales y menopáusicos.
- Regular el intestino.
- Combatir las alergias.
- Fortalecer los huesos.

La soja, cocinada como las otras legumbres, no es aconsejable, es difícil de digerir, por lo que se recomienda tomarla en forma fermentada y más elaborada como el miso, tofu fermentado, tempeh, salsas shoyu y tamari, el nattô, la tekka. No es recomendable tomarla hervida, ni en forma de leche, ya que los oxalatos que contiene intervienen en la formación de piedras en los riñones, problemas en el páncreas, problemas de tiroides y altera todo el equilibrio hormonal.

Andreas Moritz nos los dice en su libro: LOS SECRETOS ETERNOS DE LA SALUD.

La soja contiene tres macronutrientes que necesitamos para estar bien alimentados: proteínas, vitaminas y minerales, también posee ácido fólico y hierro.

La soja es el único alimento vegetal que contiene proteínas completas. La calidad de los aminoácidos de las proteínas de la soja es igual a los de la carne, la leche y los huevos.

(Los aminoácidos son moléculas muy sencillas que al unirse forman las proteínas).

La soja contiene:
- 1,5 veces más proteínas que el queso.

- 2 veces más proteínas que la carne y el pescado.
- 3 veces más proteínas que los huevos.
- 11 veces más proteínas que la leche.

Por ello la hace una fuente barata de proteína de gran calidad.

PRODUCTOS ELABORADOS CON SOJA :

Miso:

Apareció en Japón en los años 600 como manjar de la familia imperial. Es un condimento natural en forma de pasta de color marrón y sabor salado, producto de la fermentación larga de la soja amarilla con determinados cereales y sal marina. Por los lactobacillus que contiene, es un excelente remedio para recomponer la flora intestinal. Previene la arteriosclerosis, gracias a su ácido linoleico y lecitina. Protege de las radiaciones, un ejemplo de ello se deriva del estudio que se hizo tras la radiación de Hiroshima, en que se demostró que el miso reduce la destrucción de las células del intestino delgado, muy sensible a las radiaciones.

Variedades de miso recomendables:
- **Mugi-miso:** es un miso de color marrón y de fermentación larga (durante 8-24 meses) de soja amarilla con agua, cebada, sal marina y koji (Aspergillus oryzae). Es el miso adecuado para personas que desean desintoxicar el organismo, como las que padecen fibromialgia y s.f.c.
- **Hatcho miso:** es un miso de color marrón muy oscuro de fermentación larga, hecho con soja, agua, sal marina, harina de cebada y koji. Es el miso más fuerte de sabor y con más propiedades medicinales.
- **Genmai-miso:** es un miso de color marrón claro hecho con soja, arroz integral y sal marina, fermentado durante unos 12 meses. Es recomendable en verano.
- **Shiro-miso:** Para hacer alguna salsa se puede utilizar este miso de color beige y consistencia más cremosa. Este miso no aporta los nutrientes de los tres mencionados, ya que su fermentación es muy corta y sólo está compuesto de soja y sal marina.
- **Tofu** (proteína vegetal):
  Tiene que ser fermentado. De la misma forma que se hace el queso, el tofu se elabora del requesón de la leche de soja amarilla, como resultado de añadir un coagulante. Después tiene que pasar por el proceso de

fermentación.

Tiene un sabor neutro y una textura cremosa y ligera. Podemos encontrar muchas variedades en el mercado: fresco, ahumado, macerado a las finas hierbas...

Además en consistencias distintas: duro (el más recomendable, ya que es más nutritivo) y blando como el japonés.

Es un alimento yin del que no se puede abusar, solamente una o dos veces por semana. Es más recomendable en verano.

El tofu se usa como medicamento, ya que enfría más que el hielo sin quemar la piel. Se utiliza en contusiones, fiebre, quemaduras... Se aplica directamente el tofu crudo sobre la piel y se deja hasta que se reduzca y se seque, ya que es absorbido lentamente. Si es necesario iremos aplicando hasta que el problema se haya resuelto. Por eso es aconsejable tener siempre tofu en la nevera.

Shoyu:

Es una salsa japonesa de soja que se fabrica mediante una compleja fermentación microbial de la soja. Es un condimento líquido fermentado durante largo tiempo a partir de la soja amarilla, el trigo y la sal marina. El shoyu, junto con el tamari, son dos salsas antioxidantes y anticancerígenas.

Tamari:

Es también una salsa japonesa. Se deriva del proceso de elaboración del miso. Se diferencia del shoyu en que no contiene trigo, ni por tanto, gluten, y su sabor es más intenso. Es una salsa más yang. Además de alimento, como veremos más adelante, se usa como medicamento.

Germinados de soja:

Como hemos dicho que la soja es muy indigesta como legumbre, también lo es en forma de germinado, por tanto no es recomendable.

Tempeh (proteína vegetal):

Es un alimento originario de Indonesia, elaborado a partir de la soja amarilla, parcialmente cocinado y fermentado mediante un moho (*Rhizopus oligosporus*) que se encuentra en la misma raíz de la planta. Normalmente se presenta en dos formas: barritas naturales que necesitan cocción y barritas maceradas con salsa de tamari listas para comer (estas últimas es recomendable cocerlas unos minutos).

El tempeh se puede cocinar a la plancha, al vapor, al horno... Lo usaremos en estofados, cocidos, sopas, para acompañar cereales, pastas y para hacer patés. Lo podemos trocear, rallar, triturar...

El tempeh es una proteína altamente digerible y de gran valor nutritivo. No contiene colesterol y su contenido en grasa es tan solo del 7,5%. Contiene vitaminas del grupo B y es la fuente más rica en vitamina B12 dentro de los vegetales. La vitamina B12 es importante para la formación de glóbulos rojos.

El tempeh produce agentes naturales antibacterianos que actúan como antibiótico contra algunos microorganismos patógenos, como los causantes de enfermedades intestinales. También contiene antioxidantes y activa la vitamina E.

Proteínas vegetales y animales:

Vemos que las legumbres, como las lentejas, los garbanzos, los azukis... y los derivados de la soja como el miso, el tofu fermentado y el tempeh, junto con el seitán (proteína elaborada a través del trigo o de la espelta) constituyen la fuente de proteína vegetal más importante en la alimentación macrobiótica.

El **seitán** es la proteína del gluten que constituye la parte del grano más rica en vitaminas y minerales. Esta proteína ha sido separada del almidón y del salvado después de amasarlo, lavarlo y cocerlo. Al seitán se le llama "carne vegetal" por su alto contenido en proteínas (24,7%) y por su olor, textura, sabor, color y consistencia parecida a la carne. En Oriente hace miles de años que se usa como fuente de proteína vegetal. Es un alimento altamente reconstituyente y de buena digestión.

La proteína vegetal la alternaremos con la proteína animal. (Se recomienda sustituir la carne por pescado salvaje), por ejemplo el pescado blanco, dos o tres veces por semana. El pescado azul tiene más grasa y es menos digestivo que el blanco. Es mejor el pescado salvaje pequeño que el de mayor tamaño, ya que contiene menos tóxicos, especialmente el mercurio. También se aconseja no comer la piel.

Las personas intoxicadas por mercurio tienen los mismos síntomas que las que padecen fibromialgia y s.f.c, lo que nos lleva a pensar que en la enfermedad que estudiamos hay casi siempre toxicidad por mercurio procedente, entre otros factores, de las amalgamas dentales.

V
CONSEJOS SOBRE LAS PROTEÍNAS

A) La cantidad de proteínas consumidas hoy en día suele ser excesiva y totalmente desmesurada para lo que nuestro cuerpo necesita. Hacemos trabajar al hígado en exceso.

Este error se convierte en diversos problemas, como: obesidad, hipertensión, desmineralización, osteoporosis, cardiopatías, síndrome premenstrual, trastornos menstruales, problemas en la menopausia, etc...

A veces comemos, por ejemplo, de primer plato garbanzos, y de segundo huevos, o carne, etc... más un postre. Esta combinación de elementos es nefasta. Este exceso de proteína causa en nuestro organismo serios trastornos, no de inmediato, pero sí con el tiempo.

B) Las proteínas animales (carnes blancas, carnes rojas) las iremos reemplazando por pescado blanco, mejor que el azul. La cantidad de pescado será inferior a la que acostumbramos a tomar, ya que con un 15% del total de la comida es suficiente.

El pescado es ideal en la comida del mediodía porque es más denso y pesado para el hígado y las proteínas vegetales para la cena, ya que son más fáciles de digerir y el hígado lo agradece.

El pescado, al ser una energía densa, nos dará más movimiento, vitalidad, calor interno y acción.

Después de todo el día de trabajo, tensión y estrés, lo que necesitamos es relajarnos, dar a nuestro cuerpo el menor esfuerzo posible. La proteína vegetal nos proporcionará más relajación. Es importante que sea poca cantidad.

La calidad energética con la que nos levantamos por la mañana es proporcional a la calidad de la proteína que hayamos ingerido durante la cena.

Si cenamos tarde y además pescado, son dos factores que hacen trabajar en exceso al hígado y debilitan todos nuestros órganos vitales, ya que nuestro cuerpo deberá utilizar su energía durante las horas de sueño para digerir, no pudiendo reparar y equilibrar el sistema nervioso. Al día siguiente nos sentiremos más cansados para reanudar nuestro trabajo.

C) Es mejor tomar una clase de proteína por comida y en las proporciones adecuadas e ir variando, ya que nuestro cuerpo necesita la diversidad.

D) No es aconsejable combinar dos proteínas vegetales en una misma comida porque dificultaremos la digestión. No combinaremos dos legumbres en una misma comida, ya que cada legumbre tiene características y energías distintas.

E) Tampoco combinaremos el tempeh con otra leguminosa; el tempeh es una legumbre, se aprecian en él los granos de la soja amarilla. Aunque es más fácil de digerir porque es un producto fermentado (de corta fermentación), se aconseja no combinarlo con otras legumbres en la misma comida.

F) El tofu fermentado y el seitán sí se pueden combinar con otras proteínas vegetales, ya que el tofu está más depurado (no contiene las pieles) y el seitán proviene de la harina de trigo o de espelta, por lo tanto de un cereal, y hay buena compatibilidad entre las legumbres y los cereales.

G) Otra combinación muy nociva es la de mezclar la proteína vegetal con la fruta. Para nuestro intestino es una combinación perjudicial.
La fruta debe comerse unas horas antes o después o sola. La más aconsejable es la manzana cocida.
La fruta inhibe la absorción de la proteína vegetal, diluyéndola y fermentándola, lo que provoca un proceso de fermentación e inflamación intestinal.

H) Durante el inicio del proceso de recuperación de la fibromialgia y s.f.c es aconsejable no tomar ninguna proteína en la cena, para ayudar al hígado en su desintoxicación.

VI
VERDURAS , FRUTAS
Y
ALGAS

VERDURAS

Las verduras son ricas en clorofila. Son fuente de vitaminas, calcio, minerales alcalinos que neutralizan el exceso de acidez en la sangre. La mejor forma de obtener vitaminas es a través de las verduras cocinadas entre 3 y 4 minutos, porque las cocciones cortas permiten que se conserven incluso el 90% de ellas. La verdura ayuda a digerir el pescado, por ello es aconsejable tomar el pescado con guarnición de verduras.

Los vegetales están, dentro de la clasificación general de los alimentos, en la zona de equilibrio (ver, en la clasificación general de los alimentos, la página 146 del tema II). Pero dentro de ellos tenemos que saber identificar cuáles son más yin y cuáles más yang.

Las verduras de crecimiento rápido son más yin.

Las verduras de crecimiento lento son más yang.

También podemos distinguirlos por el color, el violeta se sitúa en el extremo yin, el rojo y marrón en el extremo yang.

Por el olor, si es expansivo, como por ejemplo el ajo, que es yin.

Si crece dentro del suelo (zanahoria) es más yang, si crece encima del suelo (calabacín) es centrado, y si crece hacia arriba es más yin (alcachofas).

Los vegetales como la patata, berenjena, cítricos y frutos tropicales son muy yin y tenemos que evitarlos porque dentro de nuestro organismo se descomponen y se pudren. Cuanto más yin, más se descomponen.

La raíz de jengibre puede ser para nosotros el sustituto del limón. El jengibre se ralla y suelta su zumo. Se utiliza para desintegrar las piedras de los riñones.

Recomendamos: las verduras de raíz y las rastreras.

- Las verduras de raíz son una buena fuente de vitaminas, minerales y carbohidratos compuestos. Son buenas en invierno porque nos hacen entrar en calor. Son las más yang, entre ellos destacan la zanahoria, el nabo, el rábano, la chirivía, los puerros, la cebolla, las cebolletas,... La mejor verdura de raíz es sin duda la zanahoria.

- Las verduras rastreras son menos yang que las de raíz. Recomendamos las redondas como la col, calabaza, brócoli,... y alargadas como el calabacín. La col está dentro de las verduras más nutritivas, nos proporciona más vitaminas, minerales y proteínas que la carne, con solo una fracción de su coste.

Verduras a evitar

Casi todas tienen origen tropical. Son los tomates, espárragos, espinacas, aguacates, berenjena, hinojo, patata y boniato. Contienen irritantes o alcaloides algo tóxicos, ácido oxálico, que inhibe la absorción del calcio en el cuerpo, debilitando huesos y dientes, dando lugar a piedras en el riñón.

El aguacate, berenjena y patata tienen efecto acidificante de la sangre, especialmente para las personas que vivimos en clima templado.

FRUTAS

Las frutas contienen ácidos orgánicos difíciles de digerir y también una sustancia llamada poliamina que interviene en la multiplicación celular. Son buenas para los niños para su desarrollo, pero perjudiciales para las personas con cáncer, ya que la poliamina interviene en la multiplicación de las células cancerígenas (Dr. Franco Berrino, Director del Departamento del Cáncer en el Instituto Nacional de Milán y experto en Macrobiótica)

Las frutas recomendadas son las manzanas y peras, pero mejor cocidas (al vapor, al horno, en compota...), y frutas rastreras como los fresones y las fresitas, cuando sea la temporada. Como uso ocasional, muy puntualmente, dentro de los frutos secos, podemos tomar algunas pasas y piñones tostados para adornar algún plato.

ALGAS

Los alimentos procesados y el uso de sustancias químicas en la agricultura desvirtúan el sentido de la nutrición y debilitan nuestro organismo. Las algas nos revitalizan y rejuvenecen: tienen todos los nutrientes básicos que necesitamos, nos

depuran y nos ayudan a conservar la salud.

Las algas son apreciadas en Oriente desde hace más de 2000 años. Los japoneses saben que las algas influyen decisivamente en la extraordinaria longevidad y buena salud de las personas que las consumen.

El origen de la vida está en el mar. Millones de años de erosión lo han enriquecido con todos los minerales en abundancia para la vida. Las algas fabrican el 80% del oxígeno que respiramos y contienen entre **DIEZ Y VEINTE VECES** más minerales que las verduras de la tierra.

Por sus cualidades y sus amplias propiedades terapéuticas, las algas serán un alimento fundamental en la alimentación del futuro.

Evolutivamente son los vegetales más antiguos, por lo que la asimilación de sus nutrientes es para todos excelente. Figuran entre los productos de la naturaleza más ricos en hierro y calcio. También son importantes las cantidades que presentan de vitaminas, aminoácidos, enzimas y prácticamente todos los oligoelementos: yodo, magnesio, azufre, cloro, manganeso, silicio, cobre, zinc, níquel, molibdeno, plata, cromo, etc... de tal forma que si consumimos regularmente algas, estamos haciendo una verdadera oligoterapia.

Por ser alimentos muy concentrados, no deben consumirse en grandes cantidades. Es mejor tomarlas diariamente y en pequeñas dosis.

Las verduras marinas no absorben la contaminación, a diferencia de los peces. Donde el nivel de contaminación es alto, simplemente no pueden crecer, para ello necesitan aguas muy puras para su desarrollo. La considerable reducción de cultivos de nori en Japón es una prueba de ello.

El mar es una fuente riquísima de alimentos que permanece sin explotar y podría ser a largo plazo una gran ayuda para la humanidad.

Una de las propiedades de las algas es **depurar** nuestro cuerpo y propiciar la expulsión de metales contaminantes, radioactivos y tóxicos, por lo que pueden ayudarnos a combatir las toxinas, permitiendo además su eliminación natural. Estamos rodeados de radiaciones: los móviles, los ordenadores, la televisión a todas horas, incluso en los dormitorios, equipos de música, despertadores electrónicos, en los coches, etc...

En España tenemos gran riqueza en algas, sobre todo en Galicia y en la zona del Cantábrico.

Todas las personas necesitamos tomar algas, especialmente

en edades avanzadas, cuando los huesos se debilitan y se requiere un aporte suplementario de minerales. Estos minerales producen en la sangre un efecto alcalinizante y desintoxicante, que **depuran** nuestro organismo al eliminar los efectos ácidos, propios de la dieta moderna. Las algas nos proporcionan alrededor de un 25% más de minerales que la leche, aunque no aportan calorías ni dejan los residuos no asimilables que nos dejan los lácteos. Su contenido en grasas es bajo y sus carbohidratos no se absorben plenamente. Son ricas en vitaminas A, B, C, D3, E, K y en menor cantidad, la B12, especialmente el alga Nori (que es difícilmente obtenible con alimentos de origen vegetal).

Propiedades:

Las algas pueden ayudar a disolver las grasas y depósitos de mucus que aparecen en el cuerpo por el excesivo consumo de carne y productos lácteos.

- Son remineralizantes y especialmente calcificantes de los huesos por su riqueza en calcio, con una excelente relación calcio-fósforo, que facilita la absorción del mismo.
- Son **depurativas** y reforzantes. Las algas, juntamente con el miso, ayudan a eliminar los residuos tóxicos, las grasas, las mucosidades, los metales pesados... Son pues quelantes o limpiadoras.
- Estimulantes del metabolismo.
- Regulan y equilibran los riñones y la circulación sanguínea así como la digestión.
- Ayudan a eliminar los líquidos retenidos en el cuerpo.
- Ayudan a eliminar purinas procedentes de los alimentos proteicos.
- El yodo natural que contienen puede eliminar el yodo radioactivo absorbido por la glándula tiroides y prevenir el bocio (hipertrofia de la glándula tiroides).
- Todas las algas refuerzan y tonifican el sistema nervioso en general.
- Su riqueza en vitaminas y oligoelementos como el zinc y selenio refuerzan el sistema inmunitario.
- Las algas se utilizan como alimento, pero también como complemento para reforzar el esqueleto, el cabello y las uñas, también para tratar problemas cardiovasculares, para adelgazar, para mejorar la circulación sanguínea, en problemas hormonales, para bajar el colesterol, para

ayudar a eliminar tumores (se ha estudiado que las algas son inhibidoras del crecimiento de algunos tumores cancerígenos, como el de pulmón y colon), en las anemias, en la osteoporosis, en el hipotiroidismo, para ayudar en los procesos de desintoxicación...

- Las algas nos protegen de la radiactividad. Las algas poseen principios activos que neutralizan potenciales agentes cancerígenos como los metales pesados y los isótopos radioactivos. En Hiroshima y Nagasaki se evidenció que las personas que consumían diariamente algas y sopas de miso, no sufrieron lesiones en las paredes del intestino delgado, ni alteraciones en el funcionamiento de las glándulas tiroides, que son las dos zonas más sensibles a las radiaciones.

Variedades de Algas:

Dependiendo de la profundidad, las algas pueden ser verdes, marrones o rojas. Generalmente y salvo algunas excepciones, el alga verde crece a poca profundidad, la marrón crece en un nivel intermedio y la roja en aguas más profundas.

Tiempo de remojo de las algas más utilizadas en la macrobiótica:

- Wakame: 2 minutos de remojo, escurrir y cortar.
- Arame: 3 minutos de remojo, escurrir y cortar.
- Hiziki: 15 minutos de remojo, escurrir y cortar.
- Kombu: se utiliza en las cocciones largas sin remojar; en el caso de utilizarla en cocciones cortas, se puede volver a usar varias veces, teniendo cuidado en lavarla y conservarla en un bote de cristal en la nevera.

El agua de remojo deberá ser fría y que cubra el alga. Si el agua de la cocción no es muy salada o de sabor fuerte, puede usarse para sopas, para calentar cereales o legumbres... dependerá de qué plato vayamos a cocinar y para quién. No se recomienda para niños o para personas que necesiten una alimentación baja en sal.

Algunas algas pueden comerse tal cual después del remojo, como por ejemplo la wakame y la arame, pero siempre es mejor unos pocos minutos de cocción. Otras, debido a su grosor, necesitan cocción.

Tiempo de cocción de las algas:

- Wakame: se puede comer cruda después del remojo,

pero mejor hervida tan solo 1 minuto.

- Arame: se puede comer cruda después del remojo, aunque es deliciosa cocida unos 20 minutos.
- Hiziki: se debe cocer mínimo 20 minutos.
- Kombu: según la variedad, requiere más o menos cocción: la kombu japonesa necesita entre 45 minutos y 1 hora, y las de Galicia, 30 minutos.
- Nori: se elabora en láminas prensadas que se come después de tostarla rápidamente (5 o 10 segundos) cerca de la llama, hasta obtener un color verde más claro. Para preparar un puré o una pasta, hervirla de 5 a 8 minutos.

Las algas y las enfermedades del tiroides

Es uno de los alimentos más nutritivos del planeta y resultan ideales tanto para prevenir como para combatir enfermedades. Las personas con hipertiroidismo e hipotiroidismo que están tomando medicación para compensarlo, pueden tomar las que contienen menos yodo, como la wakame, hiziki y nori.

Proteínas de fácil asimilación

Las algas son un alimento muy rico en proteínas, que representan por término medio el 25% de su peso en seco, en algunos casos hasta el 50%.

Dichas proteínas son especialmente valiosas, ya que contienen gran número de aminoácidos esenciales fáciles de digerir debido a la particular composición de las algas, ricas en sales minerales y en algunas enzimas. Ello hace que alcancen un coeficiente de digestibilidad de hasta el 95% y que se digieran cuatro o cinco veces más deprisa que las proteínas animales. Además, no contienen colesterol, grasas saturadas, residuos de antibióticos, pesticidas ni hormonas de síntesis como ocurre con las proteínas de la carne.

Carbohidratos

Estos vegetales son relativamente pobres en carbohidratos y azúcares. De especial interés entre los carbohidratos mayoritariamente presentes es el manitol (**estimulante hepático** y ligeramente laxante), que no incrementa la glucosa en sangre, razón por la cual su consumo es perfectamente apto para diabéticos.

Ácidos grasos poliinsaturados

El promedio del contenido en grasas de las algas está por debajo del 5% de su peso en seco, factor que contribuye a su bajo contenido calórico. Los lípidos que contienen son fundamentalmente ácidos grasos poliinsaturados que reducen la hipertensión y tienen un efecto antiinflamatorio y regulador del sistema inmunitario.

Complejos vitamínicos

Las algas son muy ricas en vitaminas C, E, grupo B y provitamina A. De especial interés es la riqueza en vitamina B12, que se encuentra en la Nori y la Chlorella.

Si se quiere aprovechar al máximo su aporte vitamínico, es recomendable consumir las algas crudas, después de haberlas tenido en remojo.

La mayoría de las algas suelen tener mayor porcentaje de vitamina E que el germen de trigo. Esta vitamina es esencialmente un agente contra el envejecimiento celular y la arteriosclerosis, ya que reduce la oxidación de los ácidos grasos del cuerpo y previene así la formación de radicales libres.

Las algas tienen además provitamina A (betacaroteno). La vitamina A es necesaria para la vista, el crecimiento y el desarrollo del esqueleto y los tejidos; protege la piel y las mucosas; incrementa la resistencia a las infecciones y también actúa contra los radicales libres.

Sales minerales y oligoelementos

Las algas son ricas en calcio, hierro, sodio y magnesio. El contenido mineral de algunas llega al 36% de su peso en seco, lo que las convierte en el alimento con mayor aporte de estas sustancias.

Otra fuente de salud la constituyen los oligoelementos, que son los responsables del poder desintoxicante de las algas. De especial interés son el yodo, el zinc, el silicio, el cobalto, el cromo y el manganeso.

Ácido algínico y alginatos

La presencia de ácido algínico en las algas es elevada; los alginatos han demostrado tener un efecto protector frente a metales radiactivos.

Ácido fucínico y fucanos

También tienen el ácido fucínico y fucanos, que al igual que el algínico, se hallan en las algas pardas.

Tienen propiedades contra la formación de coágulos y trombos, pero uno de sus efectos más apreciados es su capacidad anticancerígena para inhibir la proliferación de ciertos tipos de metástasis. Los fucanos se fijan en la superficie de la membrana de las células que provocan el cáncer de colon y de pulmón e inhiben su crecimiento.

DESCRIPCIÓN DE LAS ALGAS MÁS ACONSEJADAS EN LA FIBROMIALGIA Y S.F.C

Wakame

Es un alga parda. Es una de las más indicadas para iniciarse en el empleo de los vegetales marinos, debido a su versatilidad en la cocina: combina bien con arroz y otros cereales, verduras, sopas, simplemente hervida y con un poco de aceite, en rellenos, etcétera.

La wakame es especialmente rica en calcio (1300 mg en 100gr de materia seca), magnesio y hierro; contiene altos niveles de vitamina C y del complejo B.

Aplicaciones terapéuticas: resulta ideal para depurar y fortalecer la sangre y es muy apropiada para la recuperación del postparto. Se utiliza en las dietas para hipertensos y en el tratamiento de cardiopatías. Tiene propiedades desintoxicantes y reduce los desechos radiactivos y los metales pesados acumulados en el organismo.

Kombu (o Kelp en occidente)

Se trata también de un alga parda, perteneciente a la familia de las laminariáceas. Esta especie es una de las más apreciadas como alimento, de manera especial en el Extremo Oriente.

Es especialmente rica en calcio (810 mg en 100 gr), yodo, ácido algínico y vitaminas A, B2, C, D y E. De consistencia carnosa, se usa en la cocina para dar sabor o como una verdura más. Su ácido glutámico tiene la propiedad de ablandar las fibras de otros alimentos. Una tira de kombu cocinada con legumbres no sólo les quitará la dureza más rápidamente -con la consiguiente reducción del tiempo de cocción- sino que también mejorará su sabor e incrementará la digestibilidad del plato. Además del ácido glutámico, la kombu contiene dos azúcares simples: la mucosa y el manitol, de gran importancia para los diabéticos, ya que no aumentan el nivel de azúcar en la sangre.

Aplicaciones terapéuticas: ayuda a eliminar el colesterol, favorece el control de la tensión sanguínea, estimula el sistema linfático, propicia la distribución de los nutrientes en el cuerpo, agiliza el trabajo de los intestinos y facilita la eliminación de estroncio y cadmio.

El alga kombu hervida durante largo rato proporciona un caldo o consomé delicado y sabroso que puede servir de base para sopas, potajes, estofados, consomés... Este caldo conocido como "dashi" es la base de muchos de los sabrosos platos japoneses.

Durante siglos, los chinos la han utilizado para el tratamiento de la gota. Por su contenido en yodo, en Extremo Oriente, donde se consume regularmente, no hay necesidad de añadir yodo a la sal de mesa como se acostumbra en los países occidentales.

Sus propiedades: la kombu es rica en ácido algénico, el cual debido a su naturaleza no digerible y sus cualidades de ligazón, actúa como un depurador natural para los intestinos, amalgamando las toxinas en la pared del colon y eliminándolas de forma natural.

La kombu también fortalece los intestinos y durante siglos se ha usado como remedio para la colitis, es eficaz una receta tradicional japonesa conocida como shio-kombu (combinación de esta alga con salsa de soja).

Es beneficiosa contra la hipertensión, y también favorece la absorción de los nutrientes en el cuerpo, por lo que es recomendable tanto para las personas con exceso de peso como para las excesivamente delgadas, ya que las ayuda a normalizar su peso.

Los beneficios atribuidos al alga kombu son tan numerosos que pueden resumirse en las palabras que un científico norteamericano escribió hace más de cincuenta años: "se sabe que de los catorce elementos esenciales para las apropiadas funciones metabólicas del cuerpo humano, trece existen en la kombu".

Nori

La nori u ova marina, como es comúnmente conocida en castellano, es una de las algas más populares. En Galicia, con la bajamar, se puede recoger en seco.
Se utiliza desmenuzada después de pasar por la llama o por el horno.
La nori constituye una importante fuente de proteínas, vitaminas A, B1, algo de B12 y C, minerales (calcio, 470 mg en 100 gr), así como de clorofila. Contiene un tipo de aceite que previene el endurecimiento de las arterias, mientras su contenido en aminoácidos la hace efectiva para disminuir la tensión arterial.

Aplicaciones terpéuticas:

Favorece la disolución y eliminación de depósitos grasos (contribuyendo a la disminución del colesterol del cuerpo), previene la arteriosclerosis y ayuda a controlar la hipertensión. Indicada también para asténicos y personas con problemas digestivos.
La hoja de nori se tuesta brevemente. Tostar el alga por su cara rugosa, mantenerla horizontal cerca de la llama a una distancia de unos 5 cm, ir moviéndola hasta que toda su superficie cambie y se vuelva verde más claro y brillante.

Hiziki o Hijiki

Una cantidad de 100gr de Hiziki seca contiene más de **1.400 mg de calcio**, mientras la leche contiene sólo 120 mg por cada 100 gr. La hiziki es también rica en hierro, proteínas y vitaminas A y del complejo B, así como oligoelementos que equilibran el nivel de azúcar en la sangre, cosa que la hace especialmente recomendable para diabéticos.

Antes de cocer la hiziki se debe dejar en remojo unos 15 minutos. Hay que tener en cuenta que se hincha considerablemente, hasta el punto de aumentar cinco veces su volumen en seco. Después se enjuaga y se hierve y se puede sazonar con un poco de tamari, dos minutos antes de apagar el fuego.

Aplicaciones terapéuticas:

Es un buen reconstituyente en procesos de anemia, astenia y periodo postparto. Favorece la formación de una buena dentición. En Japón se ha hecho legendaria, ya que se la considera el alga de la belleza porque mejora el cabello y le proporciona brillo y elasticidad. También ayuda a combatir los altos niveles de colesterol.

Arame

Aunque a primera vista se parece a la hiziki, la arame es bastante diferente; posee una textura más blanda y su sabor es más suave y dulce. Es una de las algas orientales que más rápidamente acepta el paladar occidental. Su tenue sabor combina bien con las legumbres y las verduras.

El dulce sabor de la arame deriva de su alto contenido en azúcar natural -el manitol-, que se encuentra en muchas algas marrones. Como ocurre especialmente con la kombu y la hiziki, el equilibrio mineral de la arame ayuda a regular los procesos metabólicos del organismo (**1170 mg de calcio** en 100gr). Es rica en proteínas, vitaminas A, B1 y B2, yodo y calcio.

La arame se debe lavar y requiere un corto tiempo de remojo antes de la cocción, durante la cual el volumen casi se duplica. Se hierve durante unos 20 minutos y se puede sazonar con un poco de tamari, una vez apagado el fuego.

Aplicaciones terapéuticas:

Combate la hipertensión, previene el endurecimiento de las arterias y se ha usado tradicionalmente como remedio para tratar trastornos de los órganos reproductores femeninos.

Dulse

Esta alga se aconseja en los casos de anemia, por la gran cantidad de hierro que aporta (150 mg en 100 gr de materia seca). Es el alga más rica en hierro.

ALGAS DE AGUA DULCE:

-Las microalgas, como la **Chlorella** y la **Espirulina** son algas de agua dulce, son reconstructoras y muy limpiadoras y purificadoras debido a su contenido en clorofila. Las verduras de la tierra se están empobreciendo debido a la explotación intensiva.

-**Alga Chlorella**: La Chlorella es un alga verde unicelular. Es el alimento con mayor porcentaje de clorofila del planeta y uno de los alimentos más completos. Su principal propiedad es su poder de desintoxicación del hígado, los intestinos y la sangre. Acelera la eliminación de los metales pesados.

Composición del alga Chlorella:

45% de proteínas, 20% de grasa, 20% de carbohidratos, 5% de fibra y 10% de minerales y vitaminas.

-Otros beneficios para la salud de la Chlorella:

-Reparación de los tejidos nerviosos

-Refuerza el sistema inmunológico

-Mejora la digestión

-Promueve los niveles de pH en el intestino

-Mejora la capacidad cognitiva

-Mejora el nivel de energía

-Normaliza el azúcar en sangre y la presión arterial

-Es rica en vitamina B12

-Para el cáncer de hígado. Un estudio del 2009 descubrió que la Chlorella desencadena la muerte celular (Apoptosis) en las células cancerígenas del hígado (más información en la web de Green Med Info).

-**Alga Espirulina**: Su nombre significa espiral pequeña. Fue utilizada como alimento por tribus de África, en tiempos de malas cosechas y por los Aztecas como alimento básico.

La Espirulina contiene:

-50 a 70% de proteína (la carne contiene de 18 a 22%) con un coeficiente de digestibilidad del 95%, con 22 aminoácidos, 8 esenciales.

-Vitamina B12, E (3 veces más que el germen de trigo) y F (Ácido Gama-Linolénico)

-Grasas: Ácidos Grasos Poliinsaturados.

Propiedades de la Espirulina

Estimula el sistema inmunitario para un efecto preventivo del cáncer. Es energética, retrasa el envejecimiento celular, reduce la fragilidad capilar, refuerza el hígado y páncreas, regula el nivel de glucosa, etc.

Las algas verdes son la mayor fuente de clorofila, por encima de las espinacas y las acelgas.

VII
LA SETA SHIITAKE

La seta shiitake crece de forma simbiótica sobre un roble japonés llamado shii, en un medio húmedo y rico en bacterias del bambú.

Este hongo debe luchar para asegurar su desarrollo, creando su propio sistema de defensa, que son sustancias protectoras de propiedades inmuno-estimulantes. Actualmente se cultiva sobre otras variedades de árboles.

Sus propiedades medicinales son conocidas desde la antigüedad. Era el "elixir de vida" de la dinastía Ming. Hoy en día es objeto de numerosas investigaciones científicas.

El análisis del hongo shiitake muestra 50 enzimas, todos los aminoácidos esenciales, minerales (potasio, fósforo, sodio, hierro, silicio, magnesio, aluminio, calcio y azufre) y vitaminas (B2, B12, D2 y otras). Además, muestra una sustancia, la eritadenina, que baja el colesterol y activa la circulación de la sangre. La variedad del shiitake con más principios activos es la **donko**.

Las sustancias inmuno-estimulantes de las esporas del shiitake ejercen una acción protectora frente a las infecciones víricas, especialmente para la gripe, la varicela y también frente al desarrollo del **cáncer**.

Además se usa para la retención de líquidos, especialmente en piernas y abdomen, ya que esta seta absorbe los líquidos y los expulsa del organismo.

Se recomienda comer una o dos setas a la semana, ya que si tomásemos muchas podríamos deshidratarnos. Tampoco se puede tomar cruda.

Estas setas se pueden comer en sopas, cereales, verduras, seitán..., con ellas aumenta el sabor.

Se tienen que dejar en remojo al menos 2 horas antes de la cocción. Esta agua de remojo no debe tirarse, ya que tiene propiedades medicinales. Se usa para la cocción, una vez filtrada, mediante un colador fino. El tiempo de cocción aproximado (ya que depende del tamaño) es de 20 minutos.

Los efectos beneficiosos de la seta shiitake no son inmediatos, hay que tomarla durante una temporada para observar sus cualidades:

- Incrementa la vitalidad y la potencia sexual.
- Permite una rápida recuperación de la fatiga.
- Elimina el colesterol y mejora la circulación de la sangre. Se usa en las taquicardias y en la hipertensión.
- Previene el raquitismo y favorece la formación del feto en el claustro materno.
- Ayuda al organismo a luchar contra las enfermedades víricas y el cáncer.
- Ayuda a expulsar la retención de líquido del cuerpo, ya que es diurética.
- Su fibra ayuda al colon en su proceso de eliminación.
- Es inmunoestimulante y antiinflamatoria.
- Es estimulante del hígado y, por tanto, aconsejable en la fibromialgia y s.f.c

VIII
PICKLES o ENCURTIDOS
Los beneficios de los alimentos fermentados

Las verduras fermentadas o pickles nos ayudan a hacer la digestión porque nos aportan enzimas y ácido láctico. El hígado funciona mejor y nos proporcionan concentración mental y fortalecimiento de la visión (el hígado es el órgano que da fuerza a los ojos).

Suministran proteína y otros nutrientes de una forma más digerible, debido a una predigestión por bacterias u otros microorganismos. La fermentación cambia completamente las características de los alimentos. Los almidones se convierten en azúcares y alcohol, y permiten que se pueda tolerar la combinación de almidones y proteínas. Se procesan mejor tomadas con moderación. Promueven una flora intestinal saludable. En exceso alimentan al hongo Cándida albicans, que aumenta de forma exagerada.

Los pickles o encurtidos son verduras fermentadas de alto valor nutritivo muy fácil de preparar.

Los pickles permiten conservar los productos vegetales durante mucho tiempo, con la ventaja de que sus propiedades nutritivas se mantienen.

Deben figurar cada día en un porcentaje del 2 o 3% de nuestra dieta (equivalente a una cucharada sopera 1, 2 o 3 veces al día).

Son también una de las formas tradicionales de conservar alimentos.

Intensifican el apetito y, además de ser sabrosos como aperitivos, son ideales para preparar la digestión y fortalecer los intestinos. Durante el proceso de fermentación, las enzimas y bacterias transforman el azúcar de las verduras en ácido láctico, que fortalece la flora intestinal.

Hoy en día se usan pickles comerciales altamente condimentados, ya que están elaborados con azúcar y vinagre, que destruyen la flora intestinal.

Los alimentos fermentados han formado parte de la alimentación de pueblos muy distantes geográficamente y culturalmente. Este hecho puede sugerirnos por qué siguen siendo tan aceptados hoy en día. Ciertamente, entre el uso del chucrut, col fermentada en países centroeuropeos, de las aceitunas en todos los países mediterráneos o de las múltiples especialidades del Este (el miso, la salsa de soja, la umeboshi, el tempeh, etc...), existen muchas diferencias culturales y alimenticias. Pero todas estas prácticas tienen un denominador común: el empleo de ciertos fermentos que potencian el valor nutritivo de los alimentos y ayudan a nuestros intestinos.

Uno de los grandes beneficios que se atribuye a los alimentos fermentados es el de restablecer el equilibrio entre los diferentes microorganismos que pueblan nuestro intestino. Entre todos estos microorganismos destacan los del género:

Lactobacilus acidophilus,
Lactobacilus bifidus,
Lactobacilus plantarum,
Lactobacilus leichmanii y
Lactobacilus fermentum.

La mayoría de estos lactobacilus cuando llegan al estómago (medio ácido) no sobreviven, pero algunos, sin embargo resisten y pasan a repoblar el intestino. Una dieta rica en carbohidratos y escasa en proteínas animales también favorece el desarrollo de los lactobacilos. Bien es sabido que cuando un cereal se corrompe, fermenta; en cambio, cuando se corrompe un producto animal, este acaba pudriéndose.

La fermentación equivale a una predigestión de los alimentos, que se transforman en sustancias de más fácil asimilación. El almidón, por ejemplo, se transforma en maltosa y esta en glucosa, la cual a su vez se transforma en ácido láctico.

En Japón, prácticamente en todos los hogares, se preparan pickles que se comen como parte de la alimentación cotidiana. Los comen a la hora del té y también para el desayuno, almuerzo y cena. En Extremo Oriente, donde la alimentación principal consiste en cereales integrales y verduras con gusto dulce natural, los pickles salados ayudan a equilibrar aquel sabor predominante.

Los pickles pueden ser cortos o largos, preparados en algunas horas, algunos días o algunas semanas. Los primeros, más livianos, son especialmente buenos en tiempo cálido y para quienes deben limitar la sal. Los pickles más fuertes tardan semanas y meses para macerar y pueden conservarse varios años.

Son buenos para comer todo el año, en especial para los

meses fríos y para las personas débiles y de poca vitalidad.

Los pickles o encurtidos añejos se guardan mucho tiempo sin deteriorarse y son una manera excelente de conservar alimentos de una estación a otra. Fáciles de transportar, son muy adecuados para viajes y excursiones. Si quedan demasiado salados, se remojan hasta media hora en agua fría antes de comerlos. Los niños requieren menos sal, por lo que debe vigilarse su consumo de pickles.

Fermentados más recomendables para consumir frecuentemente:

- **Umeboshi:** Es, sin duda, el mejor fermento. Es una ciruela fermentada con sal marina durante más de 2 años. Sus propiedades medicinales son incalculables: alcaliniza la sangre, tiene efectos antibióticos y antisépticos, previene la fatiga y retrasa el envejecimiento. Ayuda a resolver los problemas de salud tanto de tipo yin como los yang. Utilizarla en caso de falta de apetito, diarrea, estreñimiento, intoxicación, náuseas, resfriados, gripes... El vinagre de umeboshi es ideal para aliños, salsas y aderezos. (Se recomienda tomar 2 o 3 ciruelas a la semana).

- **Miso:** es una pasta de color marrón y de sabor salado, producto de la fermentación de la soja con determinados cereales y sal marina. El miso es ideal para enriquecer (tanto en sabor como en propiedades) sopas, estofados, salsas, aliños, patés y cualquier plato en general. Añadir siempre el miso después de la cocción y dejarlo activar uno o dos minutos. No hervirlo nunca. Es recomendable tomar sopa de miso una o dos veces al día (los japoneses la toman en desayuno, comida y cena).

- **Salsa de soja:** es un producto similar al miso, aunque su consistencia es líquida. Usaremos dos clases de salsa de soja: shoyu y tamari. Este último como medicamento en caso de enfermedad o de fatiga.

- El **tempeh:** proteína fermentada de la soja amarilla. Originaria de Indonesia, ha ido ganando popularidad debido a su gran poder nutritivo. Es una alternativa ideal a productos de origen animal. Se encuentra en el mercado de 2 formas: fresco y macerado.

Preparación de los alimentos fermentados

Se recomienda utilizar principalmente las verduras de raíz y rastreras.

La forma de prepararlos es la siguiente:

- Se limpian las verduras y se cortan a rodajitas (zanahoria, cebolletas, rabanitos, etc).
- En un bote de cristal con tapa hermética ponemos, alternando, las verduras y la sal o salsa shoyu, o miso, umeboshi, etc. Y un poco de agua hasta cubrir el contenido.
- Se tapa con una gasa (rodeada con una goma elástica) y se sitúa en una zona fresca y seca de la casa.
- Tiempo: normalmente de una a dos semanas. Pasado este tiempo se puede tapar herméticamente.

Hay que tener en cuenta que si aparece moho en la superficie del alimento fermentado, debe retirarse para comprobar si las verduras están crujientes. En caso de que las verduras estén blandas y pegajosas, habrá que tirarlas. Esto puede ser debido a dos causas:

- se ha añadido poca sal u otro condimento salado
- hay un exceso de calor en el lugar donde se guardaban.

Cuando haya transcurrido los días recomendados, si comprobamos que las verduras están duras pero extremadamente saladas, debemos dejarlas en remojo en agua fría durante unos minutos antes de consumirlas.

El líquido de los pickles que queda después de haber comido todas las verduras, puede aprovecharse como aliño para ensaladas. También se puede utilizar la mitad para empezar otro bote de pickles, añadiendo agua fresca y más condimento salado.

Se recomienda empezar cada semana con un pickle diferente para, de esta forma, obtener mayor variedad de verduras, colores, texturas y sabores.

En la preparación de los pickles caseros, lo más difícil es saber ajustar la sal u otros condimentos, la presión (apretaremos las verduras en el bote) y el nivel de agua que podemos añadir. La variedad de pickles que podemos hacer depende solo de nuestra imaginación.

IX
SEMILLAS Y ACEITES

Las semillas pueden y deben tomarse durante todas las estaciones del año. Son la mejor fuente de vitamina E, conteniendo además gran cantidad de proteínas y grasas de buena calidad y de fácil asimilación. A nivel energético, las semillas contienen toda "su memoria universal", son energía vital que permanece años y años en potencia, están vivas. Tonifican el cuerpo físico, refuerzan el sistema nervioso e inmunitario, incrementan la vitalidad y también tienen un importante efecto de rejuvenecimiento.

Contrariamente a lo que se piensa, las semillas no engordan, si no las incluimos, claro está, en nuestra dieta diaria acompañando a los lácteos (grasas saturadas, de naturaleza energética pegajosa y acumulativa). Las semillas son recomendables para todas las edades, desde el destete hasta la vejez. Todos necesitamos un buen aporte de grasas de la máxima calidad, y este no tiene que venir forzosamente del consumo de aceites. La mejor forma, o la más natural, es poner más énfasis en el consumo diario de semillas.

Cuando comemos semillas, es importante que sean biológicas (sin químicos) y deben ser almacenadas en lugares oscuros y fríos, ya que la luz y el calor provocan su oxidación. Si las ingerimos oxidadas, nos provocan envejecimiento prematuro, lo contrario del efecto que buscamos en ellas. Se puede notar a veces que se han oxidado por su olor y su sabor a rancio.

Las semillas más conocidas que se encuentran en el mercado son las de sésamo o ajónjoli, las de girasol y las de calabaza. También existe en el mercado mantequilla o crema de semillas como el tahin (mantequilla de sésamo), mantequilla de girasol,...

Se recomienda utilizar estas cremas naturales diluidas con agua caliente para hacer aliños. También para complementar patés, cremas dulces y postres.

Si no las diluimos en agua caliente, comprobaremos que son para nosotros una energía demasiado densa, espesa, que nos puede producir los mismos efectos pegajosos y acumulativos de mucosidades, muy parecidos a los obtenidos con el consumo de lácteos.

Semillas de Chía

La Chía, junto con el lino, son las semillas con más concentración de omega-3. Es originaria de México y fue cultivada por los aztecas para obtener energía y alta resistencia. Durante siglos esta diminuta semilla fue usada como alimento principal por los mayas y aztecas, que durante sus conquistas subsistían sólo con esta semilla.

Contiene:

-7veces más omega-3 que el salmón del atlántico

-8 veces más fósforo que la leche

-5 veces más calcio asimilable que la leche

-4 veces más magnesio que el brócoli

-2 veces más potasio que los plátanos

-2 veces más hierro que las espinacas

-3 veces más selenio que el lino

Semillas de lino o linaza

Junto con la semilla de Chía, es la fuente más alta de omega-3, más que el pescado. Es recomendable tomar dos cucharadas (50gr.) al día. Modo de empleo: En un vaso de agua verter una cucharada rasa y esperar 20 minutos. Veremos cómo se forma una gelatina, debido a la capacidad de absorción de líquido de su fibra soluble. La podemos ingerir de esta forma o bien mezclada con cualquier alimento, porque no tiene sabor. Es mejor consumirla molida. Justo antes de comerlas, triturarlas con el agua de remojo para aprovechar mejor sus mucílagos (fibra soluble). Posee propiedades antiinflamatorias y desintoxicantes (expulsa tóxicos de nuestro organismo).

Semillas de sésamo *(hay 670 mg de calcio en 100gr de semilla cruda y 125 mg de calcio en 100gr de leche de vaca)*

Han sido un alimento importante desde la Prehistoria, especialmente en los países mediterráneos y del este. El sésamo es una de las plantas cultivadas más antiguas y la importancia de su cultivo radica en sus semillas, que resultan increíblemente nutritivas.

Existen numerosas variedades de semillas de sésamo, las más utilizadas y conocidas son de color beige claro. No obstante, también se pueden encontrar semillas de sésamo de color negro con un sabor ligeramente distinto por contener otros minerales.

Las semillas de sésamo contienen cerca de un 35% de proteína, bastante más que algunos frutos secos; y más de cinco veces de calcio que la leche. Cerca del 50% de su contenido es aceite rico en vitamina E, por lo que el aceite de sésamo es uno de los más resistentes a la oxidación. Estas semillas, además, son ricas en fósforo, niacina, tiamina y contienen la misma cantidad de hierro que el hígado.

Tostado de las semillas de sésamo para la elaboración del gomasio

Esparcir las semillas de sésamo que se deseen tostar en una fuente. Mirar detenidamente, retirando las impurezas, arenilla o piedrecitas.

Colocarlas en un colador fino, pasarlas por agua fría, poner debajo un plato blanco para ver si están limpias, y escurrir bien.

Calentar ligeramente una sartén (sin aceite), añadir las semillas mojadas y con una cuchara de madera, removerlas constantemente.

Si las semillas empiezan a saltar, reducir la llama.

¿Cuándo están en su punto? Las semillas están sueltas, secas y crujientes, con un ligero aroma tostado. Tendrán un volumen más abultado que crudas (planas), pero su color prácticamente no habrá cambiado, será beige claro. Si están más oscuras, significa que se han quemado y deberán tirarse. Este proceso sólo dura unos minutos.

Añadir sal (2 cucharadas de postre por paquete de 250 gr) y remover unos instantes para que la sal también se tueste ligeramente. La sal, al tostarse, no cambia su color.

Dejar las semillas ligeramente tostadas en una bandeja o plato para que se enfríen completamente. A continuación, triturarlas, teniendo en cuenta que tienen que quedar aproximadamente la mitad de ellas enteras. Después guardarlas en un recipiente hermético de cristal y conservarlas sólo 10 días en la nevera.

El gomasio se pone en la mesa para salar sustituyendo a la sal. Así como la sal atraviesa rápidamente las paredes del intestino perjudicándolo, el gomasio, gracias al aceite de sésamo que contiene, hace más lenta la absorción de la sal, en beneficio de nuestro aparato digestivo.

Usaremos gomasio para condimentar los cereales, las legumbres, verduras... Tanto en la salud, como en la enfermedad usaremos gomasio cada día. Por su agradable sabor es muy apreciado a todas las edades, especialmente por los niños.

Semillas de girasol y su tostado *(hay 140mg de calcio en 100gr de semillas crudas)*

Provienen de la familia de las margaritas, originarias de América del Norte. Hasta la década de 1960 estas valiosas semillas no se utilizaron para el consumo humano. El valor nutritivo de las semillas de girasol es remarcable, contienen más proteína que la carne y la mayor parte de aceites y grasas son de naturaleza poliinsaturada. Son una buena fuente de calcio, fósforo, hierro y vitaminas A, D, E y muchas del complejo B.

El procedimiento de tostado casero es similar al de las semillas de sésamo, salvo que sí cambian de color al ser tostadas (pasarán de crudo a dorado brillante). Si el color ha cambiado a marrón oscuro es que se han quemado y hay que desecharlas. Se salan al gusto hacia el final del tostado. Se comen enteras pero, si se desea, también se pueden comer trituradas.

Una vez tostadas se conservan bien durante unas dos semanas en la nevera.

Semillas de calabaza y su tostado

Estas semillas son de tamaño más grande. Tienen un alto contenido en proteínas y grasas poliinsaturadas. Son una fuente excelente de hierro, fósforo, magnesio (es necesario para metabolizar el calcio que entra en nuestro organismo), zinc y vitamina A. Contienen además calcio y vitaminas del complejo B. Las semillas de calabaza son recomendables para tratar problemas relacionados con la próstata, la cistitis, infecciones urinarias, incontinencia urinaria, vejiga irritable, como emoliente de todo el tubo digestivo, diurético y antiinflamatorio. También para problemas digestivos como dispepsia, acidez de estómago, estreñimiento, flatulencia, putrefacción intestinal. También para descargar nuestro organismo de parásitos intestinales, para las hemorroides, insuficiencia renal y cálculos renales.

El método de tostar las semillas de calabaza es el mismo que el de las semillas de girasol y el salado también. Estas, cuando estén ligeramente tostadas abultarán un poco y su color cambiará de verde a marrón. También se pueden comer trituradas.

El uso equilibrado del aceite

Existen diversos tipos de aceite en el mercado. Si nos fijamos en el de mayor calidad, hallaremos en primer lugar el prensado en frío, obtenido mediante procesos mecánicos como la trituración y el prensado en frío y con un filtrado mínimo. Este método conserva el aroma y gusto naturales del aceite, retiene sus antioxidantes y previene su deterioro. Los aceites prensados en frío mantienen constante su densidad líquida a temperaturas normales e incluso frías.

Aunque el aceite más fácil de encontrar en el mercado es el de oliva, usaremos, si es posible, para aliñar y cocinar, el aceite de sésamo, que es más adecuado para el hígado y aguanta mucho mejor las temperaturas elevadas.

El aceite cocinado genera una energía y efecto básicamente de contracción, densidad y calor interior. No es recomendable en la fibromialgia y s.f.c, especialmente en los primeros meses de tratamiento.

El aceite de lino o linaza se usa en crudo para aliñar y es bueno para el hígado, pero como máximo una cucharada sopera al día.

El aceite crudo tiene un efecto expansivo y de enfriamiento, dispersión y relajación. Actúa fundamentalmente en la superficie del cuerpo, mientras que el aceite cocinado actúa fundamentalmente en el interior de los órganos, principalmente del hígado. Por ello es imprescindible, en las personas con sobrepeso, tomar **daikon** rallado con unas gotitas de **jengibre** cuando coman preparaciones con aceite cocinado. Este antídoto anti-grasa equilibra y estimula las funciones hepáticas.

El jengibre es una raíz que nos ayuda a eliminar las infecciones respiratorias, alergias, problemas de la piel, úlceras duodenales, gastritis, diarrea, es antiinflamatorio (dolor muscular), las cardiopatías, la mala circulación, la migraña, la indigestión y es protector hepático.

No debemos relacionar forzosamente nuestra necesidad de grasas de buena calidad con el consumo de aceites. La mejor forma de aportar estas sustancias al organismo o la más natural es poniendo más atención en el consumo diario de semillas (sésamo, calabaza y girasol), especialmente en invierno y en épocas frías. Es muy importante masticarlas bien, ya que igual que las leguminosas, pueden producir gases. Su escaso contenido de líquido, por otra parte, hace necesaria una buena masticación hasta convertirlas en una crema.

En los países mediterráneos se suele dar un excesivo consumo de aceite, sobre todo de oliva; se utiliza casi en cada plato o preparación. Es recomendable emplearlo en una sola preparación y utilizar el aceite de sésamo.

El aceite de sésamo tostado, por su precio, está considerado de capricho. Se utiliza en frío, en algunas salsas y aliños de vez en cuando. También podemos utilizar alguna vez, para variar, el aceite de lino y de germen de trigo (en crudo). El aceite de sésamo y el de lino o linaza, prensados en frío, son aconsejables también para cuidar y rejuvenecer la piel.

Se puede agregar una cucharada sopera de aceite de sésamo o de lino a la sopa de miso cuando ya está hecha y tomarlo en caliente, pero sin hervir. Aunque la dosis recomendada es de una cucharada por persona y por día, no es adecuado poner una regla fija para todos.

Cada individuo es único y tiene necesidades alimenticias que dependen de la cantidad de trabajo que realiza. Una mayor actividad incrementa la necesidad de aceite de buena calidad.

El consumo de aceite también depende del clima. En verano usaremos aceite crudo y en invierno lo cocinaremos para que nos caliente, pero siempre con mesura.

Cocinando, debemos ser muy parcos con el aceite y poner justo unas gotas para lubricar el fondo de la sartén.

Un poco de aceite crudo, como una cucharada sopera, al día, estimula el hígado; demasiado lo obstruye y lo bloquea.

Es importante aprender a preparar platos sabrosos, apetitosos y revitalizadores sin necesidad de utilizar un exceso de aceite.

X
ALIMENTOS QUE CALIENTAN
ALIMENTOS QUE ENFRÍAN
ALIMENTOS – MEDICAMENTOS

En general los alimentos yang, que son contractivos, mantienen el calor interno.

Los alimentos yin, que son expansivos, son refrescantes.

Para orientarse, mirar en la clasificación general de los alimentos ordenados de más yin a más yang del tema II.

No debemos caer nunca en la alimentación de los extremos yin (expansión) o yang (contracción).

Influencia de los alimentos en nuestra condición

Si comemos alimentos demasiado yin, nos volvemos expansivos. Los tejidos se volverán más laxos y débiles y los músculos perderán la facilidad de contraerse.

Si comemos alimentos demasiado yang, nos volvemos contraídos. Los tejidos se vuelven rígidos, duros, pierden flexibilidad. Hay más facilidad de rotura de los tendones en las contracciones musculares.

Cuando estamos en los meses más fríos de invierno deberíamos incluir en la dieta alimentos de polaridad yang, por ejemplo guisos, potajes, legumbres, mayor cantidad de cereales, verduras de raíz, algo de proteína animal como el pescado.

En los meses más cálidos del verano deberíamos incluir en la dieta más alimentos expansivos, por ejemplo cereales y legumbres en ensalada, algunas ensaladas de verduras y algo más de bebida. No es aconsejable, ni en invierno ni en verano, tomar las bebidas frías; mejor naturales o calientes. Beber frío es extremo yin y no nos conviene, nos roba energía.

Tenemos que evitar las frutas.

Algunas personas, las más débiles (yin) cuando comen frutas, no son capaces de eliminar los ácidos orgánicos que contienen. La cistitis, la disminución de la memoria y la falta de resistencia al frío son algunas de las dolencias que mejoran cuando se suprimen las frutas de la dieta.

Mucha fruta, el vinagre y el azúcar producen osteoporosis (para la osteoporosis es aconsejable tomar diariamente gomasio -semillas de sésamo- y otras como las de girasol y la de calabaza; verduras, algas, legumbres y cereales, ya que todos ellos contienen calcio, así como el té verde (bancha, sencha, kukicha) y las infusiones de cola de caballo u ortiga.

El azúcar provoca ácido que corroe el hueso. Los mejores endulzantes en macrobiótica son las melazas de cereales.

Las manzanas y peras cocidas pierden algunos de estos ácidos volátiles, se yanguizan y son mucho más equilibradas por la cocción y porque les añadimos, antes de cocinarlas, un poquito de sal.

En verano, más que nunca, debemos vigilar el consumo de la sal (extremo yang). El exceso de sal "desata" los líquidos produciendo hipertensión, inflamaciones en la piel, acné y aceso de calor.

El gomasio, además de múltiples propiedades, nos ayudará aún más en verano, ya que el aceite que contiene la semilla de sésamo se fija en las paredes de nuestros intestinos protegiéndose así del paso de la sal, que se hace de una forma lenta y suave, como debe ser.

Tolerancia de los alimentos según cada constitución

Las personas de constitución yang toleran mejor los excesos de alimentos yin.

Las personas de constitución yin toleran mejor los excesos de alimentos yang.

Constitución yang: estructura ósea ancha, cara con mandíbula ancha en comparación con la frente, hombros anchos, forma general de la estructura ósea cuadrada, tez rojiza, iris con tejido denso,musculatura fuerte, temperatura corporal normal, alta. Son personas muy vitales, activas y de movimientos rápidos y seguros.

Constitución yin: estructura ósea estrecha, mandíbulas estrechas en comparación con la frente, hombros estrechos, forma general alargada, tez pálida, tejido del iris poco denso, musculatura floja, temperatura corporal en estado normal, baja. Son personas con poca vitalidad, sus movimientos son lentos, poco seguros.

Normalmente las personas nacidas entre marzo y septiembre (en el hemisferio Norte) tienen una constitución más yang que yin porque pasaron la mayoría de su período embrionario durante la estación fría, alimentándose de comida de calidad más yang.

Las personas nacidas entre septiembre y marzo tendrán lo opuesto, una constitución más yin que yang, aunque no podemos, en ningún caso, generalizar.

Cuando la mujer embarazada se alimenta en el extremo yin, por ejemplo consume mucha fruta, el niño puede que sea hiperactivo.

Polaridades

Con la cocción podemos modificar la polaridad yin-yang.

Cuando ponemos sal, el alimento expulsa el agua que contiene y lo hacemos más yang.

En las estaciones frías, comeremos más yang.

Cocciones: de más yin a más yang, el frío es yin, el calor yang.

- Crudo (sienta mejor a las personas yang).
- Al vapor (bueno para el hígado)
- Escaldado.
- Hervido
- Salteado corto.
- Salteado largo.
- Estofado.
- Frito
- Horneado.
- A la brasa o barbacoa.
- A la sal: crudo (anchoas, sardinas, caballa...) No recomendable para el hígado, en las personas con fibromialgia y s.f.c, por ser pescado azul, que es más graso; cocido (dorada a la sal...)

ALIMENTOS – MEDICAMENTOS

Toda la alimentación macrobiótica es un alimento – medicamento, pero hay en ella verdaderas medicinas que tendremos en cuenta. Diversos ejemplos de ello son:

- El arroz integral en forma de crema (ver recetas), que usaremos en caso de fiebre, también para la fatiga, problemas intestinales...
- El miso, **energético,** antianémico y alcalinizante. Mejor que no sea pasteurizado. El mejor miso para el hígado es el mugi miso o miso de cebada, se aconseja utilizarlo diariamente. Es bueno para repoblar la flora intestinal. Contiene lactobacilos. Nos protege de las radiaciones electromagnéticas y nucleares. Contiene ácido linoleico y

lecitina.

- Las ciruelas umbeoshi dan mucha energía y nos ayudan tanto en los problemas de salud yin como en los yang. Su efecto es espectacular. Tienen principios activos antioxidantes, antibióticos, antisépticos, calman el sistema nervioso y alcalinizan la sangre. Normalizan la digestión. Reducen los ácidos del estómago, la diarrea y el estreñimiento. Estimulan el hígado y el riñón. Es recomendable tomar una cada dos o tres días. Tanto si es cruda como cocinada, la ciruela no se mastica, se corta en pedazos pequeños y se traga mediante sorbitos de agua.
- El tofu, para las quemaduras y heridas (poner encima de la zona afectada). Y el tofu fermentado, como proteína más yin.
- La seta shiitake. Una vez cocida es una seta que da mucha energía y por tanto está indicada ara la fatiga. El agua de su cocción es buena para aliviar la tensión muscular. Es aconsejable tomar una seta por semana. Intensifica la función del hígado, elimina el colesterol, mejora la circulación y está indicada en las taquicardias y en la hipertensión, es diurética y antiinflamatoria. Es la seta más yang. Contiene 50 enzimas, todos los aminoácidos esenciales, minerales (potasio, fósforo, sodio, hierro, silicio, magnesio, calcio, azufre, aluminio) y vitaminas (B2, B12, D2...)
- Semillas de sésamo, calabaza y girasol. Estas semillas deben tomarse en todas las estaciones porque son una fuente de vitamina E. Son tónicas, refuerzan el sistema nervioso e inmunitario.
Las semillas de sésamo contienen un 35% de proteína y cinco veces más calcio que la leche. Un 50% de su contenido es aceite rico en vitamina E; además contiene fósforo, niacina, tiamina y la misma cantidad de hierro que el hígado. Las tomaremos diariamente. Son buenas para la osteoporosis.
Las semillas de girasol contienen más proteína que la carne y sus aceites y grasas son poliinsaturados. Contiene calcio, fósforo, hierro y vitamina A, D, E y muchas del complejo B.
Las semillas de calabaza se emplean para los problemas urinarios y prostáticos. También para desparasitar. Tienen un alto valor proteico y grasas poliinsaturadas.

Contienen hierro, fósforo, magnesio, zinc y vitamina A, calcio y vitamina B.

- El aceite de sésamo y la misma cantidad de jengibre rallado, alivia el dolor de alguna zona de nuestro cuerpo. Se aplica directamente sobre la piel. El jengibre es una raíz con propiedades digestivas y antiinflamatorias.
- La salsa de soja tamari, para añadir al té verde, a los cereales, a las verduras, legumbres... ayuda a digerir y nos aporta energía.
- El kuzu, que explico más adelante, es útil para la diarrea y para dar energía.
- El dentie, para solucionar los problemas de las encías como la peridontitis, y dolores de muela. El dentie es un polvo negro elaborado con cenizas de berenjenas saladas. Se aplica encima de la pieza dental dañada, y el dolor desaparece. Para los problemas de encías, hay que usar el dentie como dentífrico solo por la cara exterior, cada noche antes de acostarse. Con él, incluso podemos solucionar la piorrea. Lo utilizaremos 15 días seguidos y descansaremos, antes de iniciar 15 días más.
- Los azukis, para problemas renales.
- El té de tres años y el té verde bancha, con unas gotitas de tamari van bien para el hígado y la fatiga. El té de tres años es el más yang. Es antioxidante, ayuda a eliminar grasas, aumenta el sistema inmunológico, se usa para todas las enfermedades, especialmente la diabetes, problemas respiratorios y para el cáncer.
- El gomasio es un condimento hecho con semillas de sésamo, tostadas y sal marina que se trituran un 50%. Alivia la fatiga y el dolor de cabeza de tipo Yin (zona de delante de la cabeza). Es bueno tomar un poco cada día para asegurarnos el aporte de calcio necesario.
- Las semillas de lino son buenas para el hígado; se toman como máximo una cucharada diaria y no más de tres meses seguidos. Contienen omega-3 y omega-6. Son específicas para el estreñimiento.
- Las algas, especialmente la kombu. Un científico americano escribió que, de los catorce elementos esenciales para las funciones metabólicas, la kombu tiene trece. Otras algas muy saludables son la wakame, la arame (contiene azúcar natural) y la hiziki, que son recomendables para los enfermos porque contienen proteínas de fácil asimilación. Las algas tienen

carbohidratos con pocas calorías, ácidos grasos poliinsaturados, complejos vitamínicos, sales minerales y oligoelementos, entre otros componentes. Se tiene que destacar la gran cantidad de calcio que contienen, que nos ayuda a controlar la osteoporosis. Las algas fabrican el 80% del oxígeno que respiramos y contienen de diez a veinte veces más minerales que las verduras de tierra. Es bueno comer cada día, pero en dosis pequeñas. Las algas no crecen en sitios contaminados (no pueden absorber la contaminación, al contrario que los peces que sí la absorben). Las algas depuran nuestro organismo de toxinas, de grasa, mucosidades, metales pesados y de la radiactividad de nuestro ambiente (móviles, ordenadores...). Producen en la sangre un efecto alcalinizante y tonifican el sistema nervioso.

Los alimentos más energéticos en macrobiótica son: el miso, la ciruela umeboshi, la seta shiitake y el almidón kuzu.

Kuzu

El kuzu es un almidón blanco extraído de la raíz de la planta del mismo nombre. Sirve para ayudar a la digestión aportando un buen nivel de flora intestinal. Indicado para intestinos debilitados e inflamados y para aliviar la fatiga general. Da mucha energía porque es muy yang. Es bueno para el hígado y para el dolor de cabeza de tipo yin.

El kuzu es originario de China y Japón. Se utilizan sus raíces. Es un almidón de una calidad muy superior a otros, como los de maíz, patata, trigo o boniato.

En la medicina tradicional oriental, se valoran sus efectos sudoríficos, para los casos de fiebre, estados gripales, también para los dolores de estómago, problemas intestinales...

En la fibromialgia se utiliza también como relajante muscular y para disminuir la rigidez. En el caso del s.f.c, como potenciador del nivel de energía, por su efecto alcalinizador. Gracias a su contenido en isoflavonoides, es ideal para el dolor de cabeza, el dolor de oído, la fatiga visual, la agitación nerviosa, el insomnio.

El kuzu nos aporta hidratos de carbono, fibra y minerales. Su contenido en fibra ayuda a que absorbamos menos grasa y azúcares de los alimentos.

Receta para aliviar infecciones respiratorias e intestinales

Se tomará, después de las comidas. Tres veces el primer día y después según la evolución.

Ingredientes por persona:
- 1 umeboshi
- ¼ de litro de agua
- 1 cucharada sopera de kuzu
- 1 cucharadita de café de salsa tamari

Preparación:
- Hervir la umeboshi durante diez minutos.
- Diluir, en un poquito de agua fría, el kuzu y añadir al agua hirviendo con la umeboshi, removiendo rápidamente para que no se hagan grumos. Apagar el fuego cuando el líquido esté transparente y algo espeso (aproximadamente un minuto).
- Añadir el tamari con el fuego apagado.

XI
LA ALIMENTACIÓN Y LAS EMOCIONES

LA ALIMENTACIÓN

El alimento nos crea, "somos lo que comemos" y "lo que pensamos". Si el alimento es adecuado, nos sentimos físicamente más enérgicos, emocionalmente cómodos y espiritualmente elevados. Si el alimento es inadecuado, nuestra salud declina, las emociones se perturban y nuestro espíritu se vuelve caótico.

Los sentimientos personales, las relaciones con el entorno y la forma de encarar cualquier dificultad están influenciadas por lo que comemos.

Al sentir cualquier frustración o perturbación, dificultad o molestia, debemos hacernos dos preguntas; primera: ¿Qué he comido?, segunda: ¿En qué me he equivocado?

Tanto nuestros hábitos físicos, mentales (tendencias en nuestra forma de pensar) y el nivel de conciencia, dependen de lo que hemos estado comiendo por un largo período de años hasta el presente. Cambiar nuestros alimentos es transformarnos internamente, haciéndolo cambiamos nuestro presente y nuestro futuro.

Cuantos más alimentos vegetales comemos, más ampliamos nuestra visión mental y espiritual y disminuimos nuestras preocupaciones por los acontecimientos de la vida diaria.

A fin de equilibrar las actividades físicas, psicoemocionales y espirituales, la macrobiótica nos dará el equilibrio que necesitamos.

Para llegar a la autoliberación de todas las enfermedades físicas y mentales y transformar todas nuestras tendencias degenerativas en salud y bienestar, debemos ante todo comprender las fuerzas yin y yang en nuestra comida y bebida. Siguiendo esta adecuada práctica dietética que consiste en saber elegir, preparar y tomar los alimentos de una forma adecuada a cada fenómeno de la vida, nuestra sangre y cuerpo sanarán.

Con la macrobiótica numerosas personas han conseguido transformar su infelicidad física, mental y espiritual en salud y libertad, para ello sólo han necesitado poseer la comprensión del yin y del yang.

LAS EMOCIONES

Es curioso ver cómo cambia el carácter cuando se modifica la dieta. Hace más este cambio que algunos tratamientos.

En la medicina oriental los aspectos físicos, mentales y emocionales son inseparables, porque están relacionados entre sí.

Tenemos miles de emociones y sentimientos distintos, fruto de la combinación de ellos con los diversos climas psicológicos que se generan en las múltiples circunstancias de la vida.

Las cinco emociones principales en la filosofía oriental son: el miedo, la ira, la alegría,la compasión y la tristeza.

El miedo

Las diferencias de energía de los riñones y la vejiga de la orina pueden llevar al miedo o a la temeridad. El miedo contrarresta la alegría y genera ira.

- Mucha sal en la dieta, muchas proteínas o un exceso se suplementos minerales pueden bloquear la energía renal.

La ira

La ira se contrarresta con la tristeza.

El hígado y la vesícula biliar se encargan de eliminar los tóxicos.

- Una alimentación cargada de tóxicos, fritos, grasas saturadas, lácteos, frutos secos fuera de temporada, exceso de proteína, especialmente animal como la carne y huevos, etc., produce irritabilidad e intolerancia. Se puede manifestar exteriormente o interiormente en forma de ira contenida, que al ser reprimida, repercute en estados de ansiedad o malas digestiones, diarreas, úlceras...

La alegría

Una sobrecarga de energía yang en el corazón, en el intestino delgado y en la circulación se manifiesta en forma de euforia excesiva.

Una falta de energía produce en cambio tristeza, ansiedad y dificultad para hablar.

La alegría es la madre de la compasión y es contrarrestada

por el miedo.

- El exceso de alimentación yang, como las carnes rojas, huevos, lácteos, grasas y sal, bloquean el sistema cardiovascular y el corazón trabaja en exceso.
- El exceso de alimentos expansivos (yin) como fruta, drogas, alcohol, excitantes y vitaminas de síntesis debilitan y producen tristeza.

La compasión

La compasión contrarresta el miedo y es contrarrestada por la ira.

- Los alimentos que hacen fluctuar bruscamente el nivel de glucosa en la sangre, como el azúcar o los dulces que son excitantes, nos pueden llevar a la duda y a la preocupación.
- Los alimentos muy concentrados que contienen poca agua como la pizza, las empanadas... y los que aumentan la acidez de estómago como los cítricos, pueden paralizar nuestra acción.

La alteración del bazo-páncreas o del estómago produce duda, celos, desconfianza o demasiada perspicacia.

La tristeza

El bloqueo de residuos en los pulmones y en el intestino grueso pueden llevar a la resistencia frente a una pérdida.

La falta de energía en pulmones e intestino grueso lleva a la disminución de la capacidad de análisis y a la peor depresión, la de los suicidas, que es el total desligamiento de uno mismo.

Cuando están en equilibrio proporcionan felicidad y seguridad. La tristeza es contrarrestada por la alegría y contrarresta la ira.

- La falta de alimentos vegetales, la falta de fibra y el exceso de productos animales dificulta la eliminación intestinal, cosa que produce demasiada unión a las cosas (codicia y materialismo) y a las situaciones.
- El exceso de alimentos yin como los dulces, la fruta, los alimentos crudos, los medicamentos, el alcohol, los estimulantes, debilitan y pueden llevarnos a la tristeza.

XII
LOS CINCO SABORES

Cada sabor está relacionado con un órgano y una víscera correspondiente.

Depende de nosotros encontrar su equilibrio para conseguir la salud.

SALADO:

El sabor salado estimula la digestión, realzando el sabor de los alimentos, impulsando el flujo de la saliva y los jugos gástricos. Sin embargo, si se usa en exceso, los otros sabores quedan anulados y se pierden, tomando todo el mismo sabor.

La sal se fija en las moléculas de agua, haciendo más pesados los tejidos. El exceso de sal "desata" los líquidos produciendo hipertensión, inflamaciones de la piel, acné y exceso de calor.

Si abusamos de la sal, para percibirla, necesitaremos añadirla cada vez más, por esto los alimentos salados se asocian con las ansias y los deseos compulsivos.

El **gomasio,** además de otras múltiples propiedades, es utilizado en la mesa para salar cereales y verduras. Es la mejor forma de tomar la sal. El aceite de sésamos que contiene se fija en las paredes de nuestros intestinos, protegiéndolos así del paso de la sal, que se realiza de una manera más lenta y más adecuada.

Mucha sal bloquea los riñones. Los riñones y la vejiga de la orina se equilibran con las verduras de raíz, las algas y las legumbres, principalmente la **azuqui** (la azuqui okhaido es la más medicinal por su alto contenido en minerales) y, como cereal, el **trigo sarraceno** es el más adecuado. También el jengibre, que es picante, estimula la circulación sanguínea renal (mejor en influsión).

ÁCIDO - AGRIO:

Al igual que lo salado, estimula la digestión y potencia los sabores de la comida. Resulta refrescante comer alimentos ácidos, pero su exceso aumenta la sed y puede llevar a la retención de líquidos. Los ácidos estimulan las secreciones biliares, por lo que ayudan a digerir las grasas.

Los sabores agrios agudizan el ingenio y el intelecto, pero su exceso puede "agriar" el carácter, produciendo resentimiento y envidia.

El exceso de alimentos ácidos puede agravar las úlceras, la acidez estomacal, la acidez en la sangre y la irritación de piel y mucosas.

Este exceso también desequilibra el hígado y la vesícula biliar.

Para estimular la descarga de bilis se utilizan sabores ácidos, como por ejemplo un poquito de zumo de jengibre.

Dos alimentos que estimulan el hígado y la vesícula biliar:

- La **umeboshi,** que tiene un sabor característico de ácido – agrio, pero también salado.
- La **cebada** (cereal), sobre todo en primavera, es aconsejable comerla una o dos veces por semana. También se puede comer mezclada con arroz.

AMARGO:

Este sabor lo encontraremos en algunas verduras como la endivia, achicoria, escarola y el diente de león. También en los alimentos tostado en exceso.

El sabor amargo es un sabor tonificante, neutraliza las ansias del dulce, del agrio y del picante.

Lo amargo estimula al paladar, pero no lo satisface, pone en marcha las digestiones lentas.

El exceso de amargo puede llevar a al inapetencia y a la pérdida de peso, dolores de cabeza, inestabilidad, piel seca y sensación de debilidad. Lo amargo se asocia a sentimientos amargos con una gran insatisfacción y frustración.

El exceso de amargo desequilibra el corazón e intestino delgado y la **quinoa** ayuda a reequilibrarlos.

Para acelerar un corazón lento se utilizan los amargos y para un corazón acelerado con taquicardias, están contraindicados.

DULCE:

Las calabazas, las zanahorias, el mijo...

El dulce es el sabor más satisfactorio y está asociado a los alimentos más nutritivos.

El sabor dulce es sedante, alivia la sed, calma el humor excitado o inquieto, si no lo tomamos en gran cantidad.

El exceso produce frío, pesadez, excitación, embota la mente, conduce al sobrepeso y a la congestión. También produce

224

mucosidades.

Del exceso de dulce provienen la complacencia, la codicia y la dependencia emocional.

El exceso de dulce desequilibra el estómago y bazo -páncreas. Lo equilibran la calabaza amarilla, las cebollas, la coliflor y todas las verduras redondas de sabor dulce suave y como cereal: el **mijo**.

Los carbohidratos refinados como los cereales (arroz blanco) y todas las harinas blancas bloquean el bazo – páncreas.

El **mijo** junto con la **calabaza** son los ingredientes imprescindibles en las dietas para los **diabéticos**.

PICANTE:

Los picantes producen una sensación inmediata de ardor y sed. Calientan el cuerpo, estimulan el movimiento y la salida de fluidos. El sudor, la saliva, la mucosidad y la sangre se estimulan cuando se ingiere un alimento picante. También afecta a los jugos digestivos, por lo que potencia la digestión. Tomar una infusión de jengibre antes de las comidas, facilita la digestión en los estómagos más perezosos.

El sabor picante es desincrustante, abre los tejidos y los limpia. Es muy útil en los casos de bronquitis, asma y secreciones sebáceas de la piel.

En exceso, lo picante se convierte en dolor: comer una guindilla provoca hinchazón en los labios y los ojos, ardores en la piel y un sudor caliente.

Lo picante estimula y excita el cuerpo, pero si nos excedemos, lo irrita.

En las emociones, lo picante favorece el humor punzante que resulta vigorizante, pero su exceso puede convertirse en agresivo.

Las personas excitables y extrovertidas tienen una inclinación hacia lo picante.

El **jengibre** y el **wasabi** son dos buenos ejemplos de picantes.

Mucho picante bloquea el pulmón y el intestino grueso y, sin embargo, los equilibran las raíces, como los nabos picantes y los nabos blancos. En cuanto a cereales, el **arroz** es ideal para el pulmón e intestino grueso.

Para expulsar las mucosidades del aparato respiratorio se utilizan sabores picantes, pero cuando el intestino grueso está alterado, los picantes están contraindicados.

RECETAS
MACROBIÓTICAS
adaptadas a la desintoxicación del hígado
(*primer paso para alcanzar la salud*
en la fibromialgia y el s.f.c.)

Son recetas muy básicas y sencillas
para simplificarnos la vida.
Son raciones para cuatro personas aproximadamente.
Aconsejo asistir a cursos prácticos de cocina macrobiótica

ÍNDICE DE RECETAS MACROBIÓTICAS

I.- CEREALES INTEGRALES.
1. Crema de arroz integral
2. Arroz integral con otros cereales
3. Arroz integral a la cantonesa
4. Ensalada rusa de arroz integral
5. Ensalada de arroz integral
6. Pastel de mijo con verduras
7. Bulgur
8. Tallarines japoneses
9. Macarrones integrales
10. Couscous de espelta integral
11. Couscous con garbanzos

II.- PROTEÍNAS VEGETALES: LEGUMBRES, TOFU, TEMPEH, SEITÁN.
1. Crema de azuquis
2. Lentejas con verduras
3. Humus (puré de garbanzos)
4. Puré de azuquis con calabaza
5. Tofu fermentado a la plancha
6. Paté de tofu fermentado
7. Paté de tempeh
8. Rustido de seitán de espelta

III.-VERDURAS
1. Calabaza al horno
2. Sopa de calabaza
3. Nituke de verduras
4. Verduras al vapor con tofu fermentado o tempeh macerado con tamari

IV.- MERIENDAS o a media mañana
1. Batido de fresones
2. Crema de fresones
3. Compota de manzana
4. Manzanas con algarrobo caliente
5. Peras en almíbar

V.-SALSAS

VI .- MENÚS PARA UNA SEMANA

I
CEREALES INTEGRALES

En caso de hambruna, los cereales integrales son los únicos alimentos con los que, junto con el gomasio y el té verde, se puede subsistir.
Esto se puede aplicar también en caso de enfermedad grave.

1.-CREMA DE ARROZ INTEGRAL

Es el plato que mejor se digiere, ideal para niños y personas con problemas intestinales:

Ingredientes para una persona:
- 4 cucharadas soperas de harina de arroz (esta crema debe hacerse con harina recién molida por nosotros)
- un trocito de alga kombu
- 3 vasos de agua
- un poquito de sal

Preparación:
Lavar el arroz en un colador bajo el grifo.
Tostar el arroz en una sartén sin aceite hasta que esté bien dorado, removiendo continuamente con una cuchara de madera.
Moler el arroz tostado para que se convierta en harina.
Ponemos cuatro cucharadas de esta harina a hervir con los tres vasos de agua y un poquito de sal (se puede poner más agua si fuera necesario).
Dejaremos que hierva a fuego lento durante veinticinco minutos y ya estará lista.
Se sirve acompañada de gomasio o salsa tamari.
- Opcional: añadir un trocito de alga kombu cuando hierva la harina de arroz.
- También se puede sustituir el arroz por avena, adecuada como desayuno de invierno, u otros cereales y hacer diferentes cremas.

2.-ARROZ INTEGRAL CON OTROS CEREALES INTEGRALES

Es también aconsejable mezclar el arroz con otros cereales y es práctico con los que tienen el mismo tiempo de cocción, como la avena y la cebada.

Ingredientes:
- 1 taza de arroz
- ½ taza de avena o ¼ taza de cebada (la cebada es buena en primavera).
- Un trozo de alga kombu

Preparación:

Lavar los cereales.

Proceder como la receta de arroz (pag. 151), en olla exprés durante 21 minutos o bien en olla normal durante 45 minutos, siempre añadiendo al agua ¼ de hoja de alga kombu.

Servirlo con gomasio o con semillas de girasol o calabaza, tostadas y saladas.

3.- ARROZ A LA CANTONESA

Esta receta se puede hacer con mijo, trigo sarraceno, cebada o quinoa...teniendo siempre en cuenta el tiempo de cocción de cada cereal.

Ingredientes:

- 3 tazas de arroz integral ya cocido
- 1 taza de cebolla picada
- 1 taza de col picada
- 1 manojo de rabanitos
- 1 taza de zanahoria picada
- ½ taza de apio picado
- ½ taza de puerro picado
- Seitán o tofu fermentado o tempeh cortado a cubitos
- 2 cucharadas soperas de aceite de sésamo
- 2 cucharadas soperas de salsa de soja shoyu o tamari (sin gluten)
- unas gotas de jugo de jengibre fresco o ½ cucharada de postre de jengibre en polvo.

Preparación:

Poner el aceite a calentar en una sartén.

Dorar la cebolla unos minutos hasta que esté transparente.

Añadir la salsa de shoyu y todas las verduras en orden de mayor a menor cocción.

Añadir el seitán o el tofu fermentado o el tempeh ya cocidos.

Cuando las verduras estén "al dente", añadir el arroz y el jengibre y revolver unos minutos más con un poquito de caldo de verduras o agua.

Servir caliente con una cucharada de algas por persona (arame o hiziki) y semillas tostadas.

4.- ARROZ INTEGRAL CON VERDURAS A LA MAYONESA DE TOFU FERMENTADO

Ingredientes ya cocidos al vapor:

- ¼ de brócoli cortada a flores pequeñas
- 2 zanahorias a cuadritos
- 1 calabacín a dados
- 2 cucharadas soperas de aceitunas negras "arrugadas"
- 3 tazas de arroz integral.

Ingredientes para la elaboración de la mayonesa:

- medio bloque de tofu fermentado
- 1 cucharada sopera de pasta de UMEBOSHI
- 1 cucharada de postre de melaza de arroz o cebada
- 1 cucharada de postre de vinagre de arroz
- un poco de agua de las verduras al vapor
- 4 cucharadas soperas de aceite de sésamo

Preparación:

Se trituran los ingredientes de la mayonesa y se mezcla con los otros ingredientes.

Mejor servir a temperatura natural o no muy frío.

Se puede servir adornado con algas y semillas tostadas

5.-ENSALADA DE ARROZ INTEGRAL PARA VERANO

Ingredientes:

- 3 tazas de arroz integral largo cocido
- Verduras cocidas (1 rama de apio, 1 nabo, 2 zanahorias, 1 cebolla), 2 cucharadas soperas de aceitunas negras, ½ mazorca de maíz, 2 cucharadas soperas de piñones tostados, 1 cucharada sopera de pasas tostadas, 1 manzana cocida al dente)
- Salsa: un trozo pequeño de tofu fermentado, previamente hervido 3 minutos; un pellizco de sal; 2 cucharadas soperas de tahín (crema de sésamo); ½ taza de agua; 2 cucharadas soperas de vinagre de umeboshi; un poquito de perejil.

Preparación:

Se pasan por la batidora los ingredientes de la salsa.

Se cortan las verduras a láminas finas, la manzana a daditos y se mezclan todos los ingredientes con el arroz y la salsa. Se adorna con un poco de perejil picado y semillas tostadas.

6.- PASTEL DE MIJO CON VERDURAS
Ingredientes:
- 1 taza de mijo crudo
- 6 tazas de agua
- 1 taza de zanahoria a rodajas finas ya cocidas
- 1 nabo
- 1 taza de cebolla picada, cocida
- 1 taza de brócoli cortadito en pequeños trozos, cocido
- 3 hojas de col cortadas finas, ya cocidas
- un poco de gomasio

Preparación:
Lavar bien el mijo bajo el grifo en un colador fino.
Hervir durante unos 30 minutos a fuego lento y con difusor.
Poner todos los ingredientes en una cazuela.
Aplastar bien con un tenedor.
Ponerlo en una fuente para ir al horno, espolvoreando por encima el gomasio.
Dejarlo unos minutos bajo el grill y, después, servir con semillas de calabaza o girasol tostadas y una cuchara de algas por persona.

7.- BULGUR de trigo o espelta (grano troceado)
Ingredientes:
- una pizca de hierbas "cinco especias"
- 1 taza de bulgur
- 2 tazas de agua
- 2 cucharadas soperas de aceite de sésamo

Preparación:
Ponemos a hervir el agua con las hierbas y, cuando arranca la ebullición, echaremos el bulgur y lo dejamos que hierva un minuto con el fuego fuerte; después lo bajamos al mínimo durante 10 miuntos. Luego ponemos el difusor quince minutos más y tapamos.
Se apaga el fuego y se deja unos minutos más tapado hasta que se hincha. Añadimos el aceite y lo acompañamos con gomasio y algas arame.
En total 45 minutos.
El bulgur se puede acompañar con verdura y legumbre, o bien pescado.

8.-TALLARINES JAPONESES GENMAI-UDON
Ingredientes:
- 1 paquete de tallarines de arroz y trigo integral
- 4 puerros
- 3 cucharadas soperas de aceite de sésamo
- 1 mini tetra brick de crema de avena
- un poco de sal

Preparación:
Se cortan los puerros bien finos y se ponen en la sartén cuando el aceite está un poco caliente.
Se les da unas cuantas vueltas hasta que estén dorados.
Se les pone un poco de sal y se cuecen 2 minutos más. Se vierte la crema de avena.
La crema de avena es mejor que no llegue a ebullición.
Se pone una olla con agua y un poco de sal y, cuando hierve, se echan los tallarines y se remueven.
Pasados siete u ocho minutos de ebullición se cuelan y se vierten en la sartén de los puerros.
Se mezcla y ya está a punto de servir.
Se acompaña con gomasio y algas.

Esta receta se puede preparar con otras pastas como por ejemplo soba, que es un espagueti tradicional japonés elaborado con harina de trigo sarraceno o con la pasta integral que nos apetezca.

9.-MACARRONES INTEGRALES (del cereal que nos guste)
Ingredientes:
- 3 tazas de macarrones crudos
- 3 cebollas
- verduras de temporada (2 zanahorias, 1 nabo, ¼ de col, 3 rábanos, brócoli, etc)
- 1 paquete de seitán de espelta
- 1cucharada sopera de orégano o albahaca
- 3 cucharadas soperas de shoyu (salsa de soja)
- 3 cucharadas soperas de aceite de sésamo
- 3 cucharadas soperas de alga hizik ya cocida

Preparación:
Poner a calentar el aceite en una sartén amplia y echar la

cebolla hasta que esté transparente. En este momento añadir a la cebolla una cucharada de shoyu o tamari, remover y tapar. Ponemos el fuego lento para que no se queme. Si se queda muy seca, se añade un poco de agua. Cuando la cebolla ya está medio cocida, se echan las otras verduras ya limpias y cortadas a rodajitas finas, sazonándolas con las dos cucharadas restantes de shoyu o tamari.

Cuando las verduras están "al dente", se añade el seitán cortado a pedacitos muy pequeños, el orégano y un poco de agua para cubrirlo todo y se pone a fuego lento durante 10 minutos.

Mientras, hervimos los macarrones en abundante agua salada y los escurrimos cuando estén cocidos.

Se mezclan los ingredientes y se acompaña con gomasio y algas hiziki.

10.-COUSCOUS DE ESPELTA O DE QUINOA Y ESPELTA

Ingredientes:
- 1 taza de couscous
- 2 tazas de agua
- 2 cebollas
- 4 setas shiitake remojadas, en ½ litro de agua, durante 2 horas como mínimo
- 1 paquete de tofu fermentado
- 1 cucharada sopera de aceite de sésamo
- 2 cucharadas soperas de shoyu o tamari

Preparación:
Cortar la base de las setas y desecharla.

Hervir las setas con el agua de remojo filtrada en un colador muy fino durante 20 minutos.

En una sartén o cazuela, poner el aceite y rehogar la cebolla (cortada fina) hasta que esté dorada. Luego añadir las setas shiitake, que se habrán cortado finamente en láminas y el agua restante de su cocción.

Cortar el tofu en cubitos pequeños y agregarlo a las cebollas y a las setas dejándolos que se cuezan 5 minutos.

Sazonar con el shoyu.

Poner el agua a hervir y, cuando arranque la ebullición, echar el couscous; dejar que vuelva a hervir, apagar el fuego y tapar.

Transcurridos 5 minutos, tendremos el couscous listo.

Mezclar el couscous con las cebollas, las setas y el tofu.

Poner la mezcla en un molde y servir con una cucharada de alga arame cocida por persona.

Acompañarlo con gomasio.

11.-COUSCOUS CON GARBANZOS
Ingredientes:
- 1 taza de couscous de espelta, o quinoa y espelta
- 2 tazas de agua
- un pellizco de sal
- un puñado de pasas y de piñones previamente tostados
- 1 taza de garbanzos cocidos en casa.

Preparación:
Llevar a ebullición el agua con la sal, las pasas y los piñones y
añadir el couscous y los garbanzos.
Se deja hervir un minuto.
Luego se apaga el fuego y se deja tapado cinco minutos.
Se destapa y se remueve con una cuchara de madera mojada.
Se acompaña este plato con verdura, algas y semillas tostadas.

II
PROTEÍNAS VEGETALES
Legumbres, tofu fermentado, tempeh, Seitán

Con la dieta macrobiótica se descubre el valor
de la proteína vegetal

1.-CREMA DE AZUQUIS Y PUERROS

Ingredientes:
- 2 cucharadas soperas de salsa de soja shoyu o bien tamari si se tiene mucha fatiga o alergia al gluten
- 3 tazas de azuquis cocidos (se hierven con un trozo de alga kombu y sin sal). Cuando están casi cocidos, se añaden las dos cucharadas de salsa de soja.
- 3 puerros
- 3 cucharadas soperas de gomasio.
- 1 tetrabrick pequeño de crema de avena.
- Un poco de perejil.

Preparación:
Los azuquis se dejan en remojo la noche anterior.
Lavar y cortar los puerros en rodajas muy finas. Cocerlos al vapor en poca cantidad de agua (1 vaso) y con poca sal.
Triturar los azuquis y los puerros para hacer el puré, añadiendo la crema de avena.
Adornar con gomasio y perejil picado.

Esta crema se puede preparar con otras legumbres.

2.-LENTEJAS CON VERDURAS

Ingredientes:
- 1 taza de lentejas pequeñas dupuy, crudas.
- 1 hoja de alga kombu
- 2 cebollas
- 1 rama de apio.
- 3 zanahorias
- 2 hojas de laurel
- 2 cucharadas de salsa de soja shoyu o tamari

Preparación:
Dejar las lentejas en remojo durante 6 horas antes de la cocción.
Lavar y cortar las verduras a rodajas finas.
Colocar todos los ingredientes en la olla y añadir 5 tazas de agua (no poner sal).
Llevar a ebullición y después bajar a fuego lento y tapar durante unos 30 minutos o más, hasta que estén bien cocidas.

Añadir la salsa de soja y dejar unos minutos más hasta que estén listas (para saber si las lentejas o cualquier legumbre están suficientemente cocidas, se aprieta 1 grano con la lengua contra el paladar; si el grano se deshace, estarán listas).
Este plato acompaña al cereal.

3.-HUMUS: Puré espeso de garbanzos

Ingredientes:
- 1 ½ taza de garbanzos crudos.
- 1 cebolla
- 1 hoja de alga kombu
- 1 hoja de laurel
- 1 cucharada de salsa de soja
- 2 cucharadas soperas de TAHIN (puré de sésamo)
- 2 cucharadas soperas de aceite de sésamo
- 1 diente de ajo macerado previamente (2 semanas o más) en tamari (salsa de soja).
- 1 cucharada de pasta de umeboshi o 2 ciruelas umeboshi.

Preparación:
Dejar los garbanzos en remojo la noche anterior.
Se hierven los garbanzos sin sal con el alga kombu, la cebolla troceada y la hoja de laurel. Cuando ya están bien cocidos se les añade una cucharada de tamari y se cuecen unos minutos más.
Sacamos el alga kombu y la hoja de laurel y trituramos todos los ingredientes. Añadimos un poco de agua hasta conseguir la consistencia deseada.
Se puede adornar el puré con piñones, previamente lavados y tostados a fuego lento en una sartén de acero inoxidable o cazuela del mismo material.

4.-PURÉ DE AZUQUIS CON CALABAZA

Ingredientes:
- 1 taza de azuquis crudos
- 2 tazas de calabaza cortada a dados
- un trozo de alga kombu
- 2 cucharadas soperas de shoyu o tamari

Preparación:

Poner los azuquis en remojo la noche anterior.

Ponerlos, junto con el alga kombu, en una cazuela, y cubrirlos con la calabaza, y añadir agua hasta que queden cubiertos.

Cocer a fuego lento hasta que los azuquis estén tiernos. El tiempo de cocción es entre una y dos horas (en la olla a presión será la mitad del tiempo).

Retirar el alga, lavarla y guardarla en la nevera. La kombu se puede utilizar en varias cocciones hasta que se vuelva blanda y se rompa.

Echar la salsa de shoyu y dejar cocer unos minutos más.

Hacer el puré bastante líquido y servir en cantidad de 3 o 4 cucharadas soperas en el plato para acompañar los cereales junto con algo más de verdura.

5.-TOFU FERMENTADO A LA PLANCHA

Ingredientes:
- 1 paquete de tofu fermentado
- Para el adobo:
  3 cucharadas soperas de shoyu (salsa de soja)
  1 cucharada de postre de miso (mugi-miso, de soja y cebada)
  1 diente de ajo picado (macerado previamente con tamari, mínimo 2 semanas)
  1 cucharada de mostaza
  Una pizca de tomillo
  Un poco de agua

Preparación:

Se corta el tofu en lonchas finas y se pone en maceración unos 30 minutos.

Se saca el tofu del adobo.

Se pone en la plancha, untada con un poquito de aceite de sésamo y se cuece a fuego lento por los dos lados hasta que estén dorados. Se acompaña con cualquier cereal y con un poco de adobo como salsa.

6.-PATÉ DE TOFU

Ingredientes:
- 1 paquete de tofu blando japonés
- 1 cebolla
- 2 cucharadas soperas de piñones tostados
- una pizca de tomillo
- 4 cucharadas soperas de aceite de sésamo
- 1 cucharada sopera de shoyu o tamari

Preparación:
Cortamos el tofu a cubos y lo hervimos durante cinco minutos con el tomillo y un poquito de sal.
Doramos la cebolla con poco aceite. Se le añade una cucharada de salsa de soja cuando la cebolla está transparente y continuamos su cocción.
Se tuestan los piñones en una sartén o cazuela de acero inoxidable con poco fuego hasta que se doren (sin aceite).
Se trituran los ingredientes.

7.-PATÉ DE TEMPEH

Ingredientes:
- 1 paquete de tempeh macerado con tamari (no hace falta cocinarlo) pero es más digestivo si se hierve 20 minutos.
- 2 cucharadas soperas de aceitunas negras "arrugadas"
- una cucharada de postre de mostaza
- 2 cucharadas soperas de semillas de calabaza
- 1 cebolla

Preaparación:
Se parte cada barrita de tempeh en 4 trozos.
Se tuestan las semillas de calabaza en una sartén de acero inoxidable con poco fuego hasta que se doren (sin aceite) y se salan
Se dora la cebolla con poco aceite. Cuando la cebolla está transparente se le añade una cucharada de shoyu o tamari y continuamos su cocción.
Se triturarán todos los ingredientes.

8.-RUSTIDO DE SEITÁN DE ESPELTA

Ingredientes:
- 1 paquete de seitán de espelta
- 2 cebollas grandes
- ½ kg de zanahorias
- 2 dientes de ajo (previamente macerados, mínimo 2 semanas, en salsa tamari)
- 3 cucharadas soperas de piñones
- 1 ciruela remojada por persona
- 3 hojas de laurel
- 2 cucharadas soperas de aceite de sésamo

Preparación:
Poner a calentar el aceite en una cazuela amplia y echar las cebollas.

En el momento que la cebolla está transparente, poner la salsa de soja, añadir los ajos picados y continuar removiendo hasta que la cebolla esté casi cocida.

Poner un poquito de agua.

Añadir la zanahoria cortada fina, el laurel y el seitán a trocitos. Cocer a fuego medio-bajo durante diez minutos con la cazuela tapada.

Añadir las ciruelas y cocer todo a fuego lento y tapado durante veinte minutos más.

En una sartén sin aceite, dorar lo piñones a fuego bajo para decorar el plato.

Esta receta se puede utilizar sustituyendo el seitán por sepia o calamar, pero desechar la tinta y las vísceras.

III
VERDURAS

Para tener un buen aporte de verduras en el plato,
las escogeremos de distintos colores.
Cada color nos aporta distintos nutrientes.

1.-CALABAZA AL HORNO

Ingredientes:
- 1 calabaza mediana
- 2 cucharadas de aceite de sésamo
- un poquito de sal marina

Preparación:
Se calienta el horno previamente y se pone un poquito de aceite en la bandeja, solo para que no se pegue.
Se corta la calabaza por la mitad sin quitar las semillas. En cada mitad se pone una cucharada de aceite y un poquito de sal.
Se introduce en el horno y se deja alrededor de una hora a 100ºC. Si la calabaza es grande necesitaremos más tiempo.
Transcurrido el tiempo se pincha con un tenedor para comprobar si está cocida.
El tenedor tiene que introducirse hasta la piel; si no es así, dejarla unos minutos más.
La cortamos en dados para acompañar cualquier plato.

Nota: En la cocción de los alimentos, y para que se aprovechen mejor sus nutrientes, es mejor no pasar de los 100ºC.

2.-SOPA DE CALABAZA

Ingredientes:
- 1/3 de calabaza mediana, cocida al horno, pelada y cortada a trozos.
- 3 cebollas medianas cortadas finas.
- 2 hojas de laurel
- 2 cucharadas de aceite de sésamo
- un poquito de sal marina.

Preparación:
Saltear las cebollas con el aceite durante diez minutos.
Añadir tres vasos de agua, la calabaza cocida, el laurel y la sal.
Tapar y cocer a fuego medio durante 5 minutos.
Retirar el laurel y hacer el puré.
Servir con un poquito de perejil picado y semillas de calabaza previamente tostadas en una sartén sin aceite.

3.-NITUKE DE VERDURAS

Ingredientes:
- 1 cebolla grande o 2 medianas
- 1 calabacín
- 3 zanahorias
- 1 nabo
- 2 cucharadas soperas de aceite de sésamo
- 3 cucharadas soperas de salsa de soja shoyu o tamari

Preparación:
En la preparación del nituke se pueden usar las verduras que tengamos, pero hemos de cocer primero la cebolla y después las otras verduras en el orden que sea de más larga cocción a menos.
Cortamos las verduras en láminas finas.
Ponemos el aceite a calentar a fuego lento en una cazuela, echamos la cebolla y removemos y, cuando esté transparente, echamos una cucharada de salsa de soja.
Añadimos el nabo y transcurridos unos cinco minutos añadimos la zanahoria.
Después de cinco minutos más, añadimos otra cucharada de salsa de soja. Vamos removiendo y añadimos finalmente el calabacín; esperamos unos minutos.
La verdura tiene que quedar "al dente", que no esté muy blanda.
El nituke sirve para acompañar el cereal integral, también el pescado o las proteínas vegetales como el tofu fermentado, el tempeh o el seitán.

4.-VERDURAS AL VAPOR CON TOFU FERMENTADO O TEMPEH MACERADO CON TAMARI

Ingredientes:
- 1 cebolla grande o 2 medianas, ¼ de col blanca, 3 zanahorias, 1 nabo, 2 puerros y un calabacín
- un trozo de alga wakame
- medio vaso de tamari
- 1 taza de agua
- 1 paquete de tofu fermentado o bien tempeh, cortados a dados pequeños.

Preparación:

Macerar el tofu o el tempeh durante 4 horas como mínimo, cubriéndolos con la salsa tamari (guardar el sobrante de la salsa para otra cocción).

Remojar la wakame 2 minutos, echar el agua del remojo.

Limpiar y cortar la verdura a trozos.

Poner en la cestita de la cocción al vapor las verduras mezcladas con la wakame previamente remojada y el tofu fermentado o el tempeh.

Verter el agua en la olla y poner la cesta con los ingredientes. Tapar y cocer a fuego medio hasta que las verduras estén "al dente".

Aliñar con aceite de sésamo (1 cucharada sopera por persona).

Las verduras al vapor son un buen acompañamiento de la proteína vegetal y también del pescado porque ayudan a digerirlo.

IV
MERIENDAS

Las frutas tienen, a media mañana o en
la merienda, su momento ideal.
No es necesario comer fruta cada día.

1.-BATIDO DE FRESONES

Los fresones sólo se comen cuando es temporada.

Ingredientes:
- 1 litro de leche de avena o de arroz
- ½ kg de fresones de temporada y de la zona
- 2 cucharadas soperas de amazake, previamente hervidas 5 minutos con un poco de leche de avena o de arroz.

Preparación:
Se tritura y se consume a temperatura natural.

2.-CREMA DE FRESONES

Ingredientes:
- 1 taza de zumo de manzana hecho en casa con la licuadora.
- ½ kg de fresones
- 3 cucharadas soperas de kuzu

Preparación:
Llevar a ebullición un poco de agua y añadir el kuzu previamente diluido en agua fría. Remover hasta que el kuzu esté transparente y espeso.
Triturar los ingredientes y acompañarlo con una tortita de arroz u otro cereal.

3.-COMPOTA DE MANZANA

Ingredientes:
- 1 taza de agua
- 3 manzanas
- un puñado de pasas de Corinto
- Canela en polvo
- un pellizco de sal
- 1 cucharada de kuzu

Preparación:
Pelar y trocear las manzanas, añadirles un pellizco de sal y

ponerlas en una cestita de acero inoxidable en la olla, tapadas para cocerlas al vapor del agua a fuego lento.

Cuando la manzana está blanda se retira la cestita y en el agua de cocción se añade el kuzu previamente diluido en un poco de agua fría y, cuando arranque la ebullición, se remueve unos minutos hasta que quede transparente.

Se añade la manzana y las pasas que previamente se habrán lavado y tostado en una sartén.

Se remueve todo y se esparce por encima la canela en polvo.

4.-MANZANAS CON ALGARROBO CALIENTE (para ir dejando el chocolate)

Ingredientes:
- 6 manzanas
- 1 bote de crema de algarrobo (sustituto del chocolate)
- 1 litro de leche de arroz o de avena
- 6 cucharadas soperas de kuzu
- canela en polvo

Preparación:
Pelar y cortar en cuatro trozos las manzanas, sacándoles las semillas.

Cocerlas al vapor (se ponen en una cestita de acero inoxidable y, debajo de esta, sin que moje las manzanas, un vaso de agua) durante cuatro minutos aproximadamente. Comprobar con un tenedor si están listas. Después retirarlas y ponerlas en un recipiente que sea algo cóncavo.

Con un poco de leche de cereal fría se diluye el kuzu.

Poner a hervir durante tres minutos la leche de cereal con la crema de algarrobo y añadir el kuzu diluido. Remover hasta que espese y apagar el fuego. Colar el contenido con un colador fino. Se vierte encima de las manzanas y se sirve espolvoreado con un poquito de canela.

5.-PERAS EN ALMÍBAR

Ingredientes:
- 6 peras peladas y cortadas por la mitad, sin las semillas
- Medio litro de zumo de uva biológico.
- 3 cucharadas soperas de kuzu
- 1 ramita de canela

–   Un puñado de pasas de Corinto

Preparación:
Se ponen las peras y la canela en una cazuela ancha cubiertas con el zumo de uva y se hierven unos diez minutos a fuego lento.
Se disuelve en agua fría el kuzu y se añade a la cazuela para que hierva nuevamente, removiendo el zumo hasta que cambie el aspecto de opaco a transparente.
Se esparcen, como adorno, las pasas de Corinto previamente tostadas.

V
SALSAS

Las salsas son, sin duda, la alegría de los platos

1. Salsa para acompañar verduras, cereales integrales, pasta integral, legumbres, pescado...

Ingredientes:
- 2 cucharadas soperas de mugi miso o miso de cebada
- 3 cucharadas soperas de tahin (puré espeso de semillas de sésamo)
- ½ cucharada sopera de albahaca seca o tierna, o bien de orégano
- 1 cucharada sopera de jugo concentrado de manzana
- un buen chorro de jengibre exprimido

Preparación:
Se trituran los ingredientes con un poco de agua hirviendo hasta obtener una consistencia cremosa.

2. SALSA AL PESTO: para acompañar espaguetis o cualquier pasta integral de espelta, o de quinoa, o de arroz...

Ingredientes:
- 1 cucharada sopera de albahaca fresca
- 1 diente de ajo previamente macerado (mínimo 2 semanas) en salsa tamari
- 2 cucharadas soperas de aceite de sésamo
- 2 ciruelas umeboshi o bien ½ cucharada sopera de pasta de umeboshi
- 1 cucharada sopera de miso blanco
- 4 cucharadas soperas de piñones tostados.

Preparación:
Se trituran los ingredientes con un poco de agua caliente hasta obtener una consistencia cremosa.

3. Salsa para acompañar tempeh y tofu

Ingredientes:
- 1 cucharada de aceite de sésamo
- 2 cucharadas de jugo concentrado de manzana
- 1 cucharada de mostaza biológica
- 2 cucharadas de miso blanco

Preparación:
Se trituran los ingredientes con un poco de agua caliente hasta obtener una consistencia cremosa.

4. Salsa para acompañar verdura

Ingredientes:
- 1 cucharada de salsa de soja shoyu o tamari
- un chorro de jengibre
- 1 ajo previamente macerado con tamari
- unas gotas de aceite de sésamo tostado (no es imprescindible)
- 2 cucharadas de aceite de sésamo.

Preparación:
Se trituran los ingredientes con un poco de agua caliente.

5. Salsa para acompañar legumbres

Ingredientes:
- 2 cucharadas de salsa de shoyu o tamari
- 1 cucharada de postre de mostaza
- 1 cucharada de tahin
- 1 ciruela umeboshi o bien 1 cucharada de postre de pasta de umeboshi
- 2 cucharadas de aceite de sésamo

Preparación:
Se trituran los ingredientes con algo de agua caliente.

6. Salsa para acompañar legumbres

Ingredientes:
- 2 cebolletas previamente maceradas en salsa de soja shoyu (mínimo 2 semanas)
- 1 cucharada de albahaca fresca
- 3 cucharadas de tahin
- 1 cucharada de mugi-miso o miso de cebada

Preparación:
Se trituran la albahaca, el tahin y el mugi-miso con un poco de

agua caliente. Se añade la cebolla cortada a trocitos muy pequeños.

VI

MENÚS PARA UNA SEMANA

Cada día comeremos sopa de miso, cereales, verduras, proteína vegetal o pescado, gomasio, algas, semillas y pickles.

DESAYUNO	COMIDA	CENA
Día 1:		
-Sopa de miso	-Pickles y semillas tostadas	-Cous cous con nituke de cebolla y gomasio.
-Crema de arroz integral con pipas tostadas y gomasio casero	-Espaguetis integrales de espelta o quinoa a la crema de avena con verduras y algas.	-Tofu japonés o fementado a la plancha con Salsa nº4.
-Té verde bancha o té de tres años	-Pescado a la plancha on Salsa nº1.	
	-Té verde o de tres años	
Día 2:		
-Sopa de miso	-Pickles y semillas tostadas	-Crema de puerros leche de arroz, kuzu y semillas tostadas.
--Quinoa con gomasio	-Arroz integral con rustido de seitán de espelta.	- Pita integral (pan redondo sin levadura) relleno de hummus
-Té verde o de tres años	- Té verde o de tres años	
Día 3:		
-Sopa de miso	- Espirales de espelta	- Sopa de miso con arroz y

	integrales y lentejas con verduras variadas y alga arame. Con Salsa nº.2	dados de tempeh previamente cocidos.
-Avena con amazake de arroz (crema dulce de arroz); hervir el amazake 5 minutos.		- Verduras al vapor
- Té verde o de tres años	- Té verde o de tres años	

Día 4:

- Sopa de miso	- Pickles y semillas tostadas	- Calabacines al vapor con Salsa nº1 o 1 cucharada de aceite de sésamo por persona.
- Crema de mijo con canela y pasas tostadas	- Arroz a la cantonesa. Y pescado al vapor con nituké de cebolla	- Quinoa y lentejas con gomasio.
- Té verde o de tres años	- Té verde o de tres años	

Día 5:

- Sopa de miso	- Crackers con hummus	
- Arroz integral con 1 cucharada de tahín. Hervir el tahín 5 minutos.	- Puré de verduras y algas con piñones tostados. Garbanzos salteados con col y ajo macerado con tamari, y aceitunas negras arrugadas. Con Salsa nº5	- Ensalada de pasta integral con verduras variadas, algas y dados de tofu japonés o fermentado. Con Salsa nº1 y gomasio
- Té verde o de tres años	- Té verde o de tres años	

Día 6:

- Sopa de miso	-Pickles y semillas tostadas	-Puré de legumbres
- Arroz integral con gomasio	- Espaguetis integrales con Salsa nº2 Pescado al horno 100ºC con nituké de cebolla, zanahoria, calabacín y alga arame.	-Pita integral rellena de chucrut y mayonesa de tofu.

- Té verde o de tres años	- Té verde o de tres años	
Día 7:		
- Sopa de miso	-Cracker con paté de tempeh	- Sopa de miso con verduras, cereal (arroz o quinoa o mijo) y azukis
- Tortitas de arroz hinchado con hummus	- Arroz integral con verduras, algas y azukis. Salsa nº5	
- Té verde o de tres años.	- Té verde o de tres años	

ENTRE COMIDAS:

MERIENDAS O A MEDIA MAÑANA

1) Crema de fresones con galletas de arroz + té
2) Pan de espelta integral con compota de manzana + té
3) Manzanas con algarrobo y galletas de sésamo + té
4) Pan de espelta con compota de fresa + té
5) Pan de espelta con aceite de sésamo y gomasio + té
6) Galletas de arroz con mermelada sin azúcar de frutos rojos + té
7) Peras en almíbar con galletas de arroz + té

GLOSARIO

Acción:
Cristalizar o materializar conscientemente lo que previamente se ha pensado y sentido. Con hechos concretos, de nada sirven las intenciones. La Conciencia no juzga, actúa; llega el intuito, pasa a la emoción y esta, a la acción. (ver más adelante intuición-intuito)

Arquetipos:
Imágenes acumuladas en nuestra mente que utilizamos para reconocer, conocer y organizar por comparación las impresiones que nos llegan constantemente.

Autoconciencia:
Capacidad de la Conciencia, que además de reconocer, se reconoce a sí misma.

Ciencia:
Es la investigación objetiva, del comportamiento y la naturaleza del micro-cosmos y del macro-cosmos que nos lleva a los descubrimientos.

Comprensión:
Capacidad consciente de darse cuenta de la verdad.

Conciencia:
La Conciencia es el vehículo que viene a la vida para comprender y experimentar las lecciones que nos toca vivir, extrayendo de ellas la sabiduría y la verdad. Somos una Conciencia y es eterna. La Conciencia es, ha sido y será. Necesitamos despertar la Conciencia para evolucionar.

Conocimiento:
Es el conjunto de verdades, de cada uno de nosotros, adquiridas a través de las experiencias vividas y comprendidas por la Conciencia. Conocer es saber, es averiguar la naturaleza, cualidades y relaciones de las cosas. Buscamos el conocimiento de la verdad, la aprehensión de su verdadero significado y para

ello debemos distinguir el fenómeno del noúmeno.

- – Fenómeno (apariencia percibida): es aquello que podemos percibir con los sentidos físicos o a través de aparatos.
- – Noúmeno (verdad, realidad percibida): es aquello que ni los sentidos ni los aparatos llegan a alcanzar a percibir. Es la causa del fenómeno, la verdad de las cosas en sí mismas.

Corazón:

Es la raíz de la conciencia. Es el centro del vehículo emocional, donde se deposita la información para ser comprendida. El corazón es el centro de gravedad y da la objetividad a la ciencia, filosofía, arte y la espiritualidad, que son los pilares del conocimiento. La alegría abre el corazón; el sufrimiento lo cierra. El sufrimiento no comprendido produce dolor. El dolor produce odio y resentimiento contra todo y contra todos.

Deseo:

Obsesión o pasión desordenada del ánimo que mueve la voluntad hacia la posesión o el disfrute de algo material o espiritual. La mayor parte de los deseos no se cumplen, generando frustración.

Discernimiento:

Es saber diferenciar conscientemente, lo falso de lo real, lo subjetivo de lo objetivo. Es la capacidad de seleccionar para poder elegir y saber si me interesa o no me interesa.

Emoción:

Es una adhesión energética asociada a un pensamiento. Es el poder de diferenciar, calificar y seleccionar, por afinidad. El objetivo de la emoción es, mediante la Conciencia, llegar a la comprensión y llevar el pensamiento a la acción.

Enfermedad:

Manifestación de las consecuencias de los defectos psicológicos, que se expresan en el vehículo mental y/o en el emocional, y/o en el etérico o de energía vital, hasta llegar al físico.

Experiencia:

Es el conjunto de circunstancias que nos toda vivir. Hay dos tipos de experiencias: a) La experiencia vivida y no comprendida que genera los defectos. b) La experiencia vivida y comprendida que es nuestra verdad, nuestro conocimiento adquirido.

Fantasía:

Facultad de los defectos psicológicos de crear en forma de imágenes los ideales o idealizar las cosas reales. La fantasía no nos sirve en el autoconocimiento porque adormece a la Conciencia. No se puede confundir la fantasía con la imaginación. La imaginación es una facultad de la Conciencia.

Humildad:

Valor que consiste en reconocer nuestra fragilidad.

Impresión:

Estímulo sobre nuestra condición que se introduce en nosotros a través del plexo solar y de los 5 sentidos. Las impresiones que recibimos constantemente tienen que llegar a la Conciencia para poder comprenderlas y transformarlas en conocimiento adquirido.

Instinto:

Poder de reacción.

Intuición:

Transmisión de la sabiduría de nuestro Ser en forma de revelación que captamos mediante los intuitos. El intuito es el primer pensamiento que nos lleva a la acción. La Conciencia capta el intuito, lo lleva al vehículo emocional y seguidamente a la acción. Si llevamos el intuito a la mente lo frenamos y no lo aprovechamos.

Memoria atemporal:

Es la memoria consciente. Es el conocimiento adquirido por la experiencia vivida y comprendida. Sólo se tiene acceso a ella a través de la Conciencia. Nos ayuda a conocer quienes somos, de dónde venimos y a dónde vamos. Esta memoria no se pierde.

Memoria temporal:

Es el depósito de información basada en nuestra experiencia de vida y en el conocimiento prestado. Esta memoria se pierde.

Mente:
Poder de elaborar un concepto a través de la elección de la información captada.

Mónada:
Es el anhelo que incita a la Conciencia a saber más y nos motiva para realizar el viaje a nuestro interior.

Personalidad:
Además de nuestros 7 vehículos, de la Conciencia, de los defectos psicológicos y valores, poseemos otro vehículo que es la personalidad que se crea por imitación, desde el nacimiento hasta los 7 años y se va desarrollando a lo largo de la vida. La personalidad nos permite interrelacionarnos (transmitir y recibir) haciendo de filtro selector de la información que recibimos. Despertar Conciencia es ir sustituyendo la personalidad por la propia Conciencia, si no, vivimos condicionados por los demás.

Sabiduría:
Es el conjunto de verdades de cada uno de nosotros, adquiridas por la Conciencia a través de las experiencias vividas y comprendidas.

Ser:
Es nuestro vehículo esencial o superior, el menos denso. Aunque la ciencia no los considere, poseemos 7 vehículos. De menos denso a más denso, tenemos: el Ser, la intuición, la voluntad, el mental, el emocional, el etérico o de energía vital, y el físico. Las enfermedades se gestan en los cuatro últimos, que son los más densos.

Sistema:
Es el poder que con sus normas, códigos y leyes controla, organiza y gobierna los diferentes grupos sociales. El sistema nos convierte en esclavos porque nos dice cómo pensar, sentir y actuar, olvidándonos de nosotros mismos. El sistema no tiene en cuenta el desarrollo interior. El desarrollo interior sólo es posible mediante la sustitución de dichas normas, códigos y leyes por el despertar de la Conciencia.

Ubicación:
Esfuerzo de la Conciencia por vivir el presente y ponernos el

centro de gravedad en el aquí y el ahora.

Verdad:
Experiencia vivida y comprendida por la Conciencia. La Conciencia es la única capaz de reconocer la verdad.

Violencia:
Defecto psicológico que obra impetuosamente y por la fuerza. La violencia es el uso desordenado de la voluntad.

Voluntad:
Es el vehículo que maneja el poder de determinación y ejecución. Este vehículo integra los arquetipos y las causas. La voluntad es una facultad de la Conciencia.

www.ingramcontent.com/pod-product-compliance
Lightning Source LLC
Chambersburg PA
CBHW061341280526
45784CB00001B/87